The Life-Changing Science of Eating for Your Second Brain

GENIUS GUT

天才肠道

〔英〕埃米莉·利明——著

牛雨谣————译

中信出版集团 | 北京

图书在版编目（CIP）数据

天才肠道 /（英）埃米莉·利明著；牛雨谣译.
北京：中信出版社，2025.3. --ISBN 978-7-5217
-6463-5

Ⅰ. R338.2-49；R574-49

中国国家版本馆 CIP 数据核字第 202437J34W 号

天才肠道

著者： 〔英〕埃米莉·利明

译者： 牛雨谣

出版发行： 中信出版集团股份有限公司

（北京市朝阳区东三环北路 27 号嘉铭中心　邮编　100020）

承印者： 三河市中晟雅豪印务有限公司

开本：880mm×1230mm 1/32　　印张：10.75　　　字数：189 千字
版次：2025 年 3 月第 1 版　　　印次：2025 年 3 月第 1 次印刷
京权图字：01-2024-6331　　　　书号：ISBN 978-7-5217-6463-5
定价：69.00 元

为你而作

幸福——它是一种来自肠胃的感觉!

天才肠道

| 目录 |

确定你的幸福基线

"嗨，你好吗？"

在寒暄的时候，你也许经常被问到这个问题。

你可能会熟练地回复对方："我很好啊，谢谢，你怎么样？"

哪怕你最近的状态没有那么好，你可能还是会客套地说出"我很好"。这更像一种条件反射，而不是你的真实感受。

说真的，你最近过得好吗？

想象一下，把你每一天的生活看作一幅巨型拼图。每一天都是拼图中的一小块，它的颜色根据你当日的心境而定。振奋人心的欢乐时光以绚烂的橙色与明媚的黄色为基调；而忧伤之日披上了一层温柔的蓝色；至于那些疲惫、沮丧乃至空虚的日子，它们则以黯淡的灰色铺展。此刻，让我们暂时把视角拉远，从具体的每一天中抽离出来，审视这幅未完成的拼图。请仔细看看，什么颜色在其中占比最大？

你会发现，不管你的情绪在某一刻是高涨还是低落，它都会逐渐回到一个适当的水平，这就是你的默认情绪值，也叫作你的"幸福基线"。它与你的情绪平衡密切相关，即你如何处理生活中大大小小的风波，且不至于情绪失控。比起短暂而极度的快乐，如度假或完成梦想清单上的某件事，稳固提升"幸福基线"并追求情绪稳定，才是生活满足感的关键。

你是否感到快乐，40%取决于你的基因[1]，剩下的则受居住地、生活经历、社会关系及饮食习惯（根据最新的科学研究）的影响。这就要说到肠道与大脑之间的连接了。

你的肠道和大脑之间有着复杂而强大的连接。你不仅能在头脑中感受到情绪，也能在肠道中感受到。在日常生活中，人们提及肠胃感受的次数远比想象中频繁。

当你在工作中为演讲而感到紧张时，你的胃可能会很不舒服。

如果你的伴侣突然和你分手，你就会感觉肠胃被猛然重击。

买彩票时，来自肠道的直觉告诉你这次一定会中奖，即使只有5块钱。

或者，你可能会听从肠道的直觉去相信一个刚认识的人。

前沿科学揭示出你的肠道直觉与大脑之间的反向关系，即你的肠道如何与大脑沟通，进而调节你的心情、幸福感和情绪平衡。

- 当你饥饿时，你会感到疲倦和愤怒。
- 当你的血糖升降太快时，你的情绪会起伏不定。
- 当你吃得不好时，你会变得易怒和迟钝。
- 当你整天喝咖啡时，你会感到焦虑和紧张。

这些话听起来很熟悉吧？

你的肠道和大脑一直在互相交流，而且肠道才是其中更健谈的那个。

90%的肠−脑对话都是由肠道主导的交流。[2]

可以说，你的肠道比你以为的更像大脑！同大脑一样，肠道也会产生影响你情绪的分子；同大脑一样，肠道也是神经活动的枢纽，内含由神经元组成的庞大网络——肠道神经系统；同大脑一样，肠道也是一个激素指挥中心，它释放的激素会影响身体运转，比如饱腹感或饥饿感……不仅如此，它还是**肠道微生物组**的家园。肠道微生物组是一个新发现的庞大而复杂的微生物菌群，它们在我们的健康生活中发挥着至关重要的作用，影响着人体的方方面面，包括大脑的情绪和思维能力等。

好好喂养你的肠道和大脑

我们的医疗体系将精神与身体分开，这一观点可以追溯到16世纪的著名哲学家勒内·笛卡儿。笛卡儿也是一位数学家和科学家，不过他一生中的大部分时间都在研究医学。他认为，身体与心灵泾渭分明，它们之间不可能发生互动，大脑与身体的其他部分也是没有联系、彼此分离的。令人难以置信的是，这一观点存在了几个世纪。

身体与心灵泾渭分明，它们之间不可能发生互动。

——勒内·笛卡儿

如今，我们知道大脑和身体对彼此而言并不是仅靠颈部肌肉联系的"陌生人"。不过，笛卡儿的哲学观还是留下了一些影响。我们现在所用的语言也对大脑和身体做了区分，比如，我们会分别谈论"心理健康"和"身体健康"，而不仅仅用"健康"一词一概而论。虽然在处理大脑的问题时，我们常将它与身体的其他部分分开处理，但现在人们越来越认识到，肠道与大脑之间的连接不管是对健康还是对疾病来说都非常重要，肠道紊乱的状况会在大脑中有所体现，反之亦然。有迹象表明，两者之间存在着错综复杂的联系。比如，多达 80% 的帕金森病患者同时伴有便秘，这种肠道症状可能比其他警示信号早出现 20 年。[3] 1/3 患有肠易激综合征的人也伴有抑郁和焦虑。[4]

肠道与大脑之间的联系遭到破坏后，除了会出现明显的消化道症状，还会以各种方式表现出来，比如情绪、精力和脑力。科学家正试图揭示，生活在肠道中的数万亿微生物（肠道微生物组）是如何影响人体健康的。它们非但不是消化过程中的小角色，更是决定肠道健康的主角；它们能产生特殊的分子，如同没有地图的探险家一般，在复杂的身体迷宫中穿行。这些分子影响着人体健康的方方面面，包括大脑、心情、情感的稳定，以及思考和解决问题的能力等。20 年前，我们甚至都不知道微生物组的存在，而今天科学家和临床医生都认为它是人体健康的基本支柱。没有它们，你就不会是现在的你。

了解肠道与大脑间联系的秘诀在于认识到它们的双向性。大脑与身体的其他部分紧密相连，"健康"也不仅仅指"身体健康"。通过改变饮食，你的肠道和肠道微生物组将发挥其最佳功能，为你的大脑提供充足的营养，从而让思维更加清晰敏捷，身体更加精力充沛，心情更加轻松愉悦。同时，我们也不应忽视思维和感受的力量。大脑也会影响你的消化功能，当你感到压力时，你的消化速度可能会减慢；而另外一部分人的消化速度可能会加快，需要立刻上厕所。我们的想法和情绪也会对食物的选择产生强大的影响。因此，肠-脑连接更像一组双向车道。

你的肠-脑连接通畅吗？

肠-脑连接测试

对于以下每个问题，回答"是"得1分，回答"否"得0分。

- 你的大便是光滑的吗？
- 你的大便频率在一周3次到一天3次的区间内吗？
- 你的大便是否呈深褐色？
- 你排便是否顺畅？

对于以下每个问题，回答"是"得0分，回答"否"得1分。

- 你是否经常感到胃痛，或者在试图排便时感到肠道疼痛？
- 你是否经常出现其他肠道问题，比如整天腹胀或屁很难闻？
- 你是否经常感到悲伤或沮丧？
- 你是否难以集中注意力和进行深度思考？
- 你是否经常感到疲倦？
- 你是否经常感到压力？
- 你是否对某些食物的欲望很强？
- 你是否经常感到焦虑或担忧？

得分：

12分：势不可当！

10~11分：大部分时候还不错。

8~10：一般。

5~7：还有提升的空间。

0~4：情况比较糟糕。

在接下来的章节中，我将与你分享有关食物、肠道和肠道微生物组如何影响人体健康的相关知识，其中一些来自最新的科研成果。有两部分内容提供了实操指南，一个是"为你的肠-脑健康而食"，它将指导你重塑健康的饮食方式；另一个是"天才肠道法"，它会告诉你应该吃什么、怎么吃才能提升幸福感，让你拥有愉悦的心情和充沛的脑力。

上文的测试只提供了一般性信息，不可替代专业医护人员的权威建议、诊断或治疗方案。若你在肠道健康或心理健康方面遇到了问题，请咨询专业医护人员。

同时，请注意，虽然个人的饮食习惯和生活方式能在一定程度上维持心理健康，但这并不能替代或延缓专业的心理健康指导或必要的处方药物治疗。

此外，鉴于不同病症、综合征、失调或疾病，患者可能存在独特的需求，本书内容无法全面覆盖所有特定情况。因此，若你已确诊存在某种疾病、紊乱或健康问题，建议你直接咨询并遵循专业医疗团队的指导与建议。

第一部分

——

开启一场肠-脑对话

第 1 章

你的肠道是天才

从肠道到消化道

如果我问你"肠道在哪里",你会怎么回答?谈到它时,我们往往最先想到它在胃的下部,是消化路径中的重要组成部分。然而,我们还要更全面地认识到,食物由口腔进入,经过复杂的消化过程,最终由肛门排出残渣儿。整个消化道的结构其实就是一条蜿蜒曲折的空心管道,不同的消化器官,包括肠道在内,实际上是一个整体。

在食物还没被送到嘴边时,你的消化系统就迫不及待地开始工作了。当你的肚子饿得咕咕叫时,那种咕噜咕噜的声音其实就是胃肠道的肌肉在收缩。此时,肠道和大脑之间的联系也逐渐显现出来。信号在肠道和大脑之间来回穿梭,仿佛在跳一场无声的舞蹈,协调着身体的各种反应。当大脑接收到饥饿信号时,它就会告诉我们:"该吃点儿东西了!"

接着,你把食物送入口中,开始机械地咀嚼(这个动作有助于粉碎食物，易于后续的消化和吸收）。与此同时，唾液中的酶会积极作用于食物中的淀粉，使其得以分解。随后，你咽下食物，食物滑入喉咙，犹如坐上水上乐园的滑梯般一路向下。

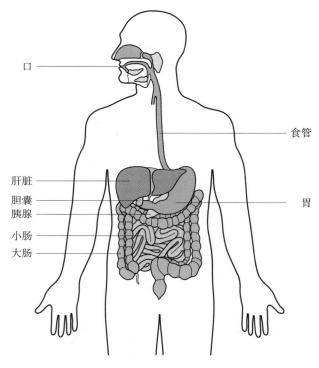

口

食管

肝脏
胆囊
胰腺
小肠
大肠

胃

图 1 你的消化系统

然后，食物就落到了一个富有弹性的肌肉袋中，它就是你的胃。你的胃里充满了酸性物质，其酸度甚至超过了柠檬或醋。

胃的作用有点儿像洗衣机，它将食物在酸性液体中搅拌。胃酸和搅动的双重作用进一步将食物分解成黏稠的液体。

之后，胃慢慢地将其内容物输送至肠道的上部，即小肠。小肠名"小"，只因它相较下方的大肠来说要窄一些，但实际上它并不小，反而是肠道系统中最长的组成部分，长约 6 米。小肠错综复杂地排列于内脏之间，承担了极为重要的生理功能。来看一条数据：在人体吸收的食物营养中，约有 90%~95% 来源于小肠。可是，它看起来只是一条细长的管道，怎能将营养吸收工作做得如此井井有条？如果你为此感到惊讶，不妨再看一条数据：在不起眼的外表之下，小肠可用于吸收营养成分的表面积，展开后足有一个网球场那么大。

如同挤牙膏一般，小肠将食物一点一点地向下推挤。一路上，胆囊、肝脏和胰腺都会帮助将食物分解成更小的部分，方便人体吸收所需营养。胰腺是一个长长的腺体，形状好像一个扁平的梨，约有手掌大小，它通过释放消化液来分解蛋白质、碳水化合物和脂肪。肝脏会制造胆汁，这种黄绿色的液体被储存在胆囊中，随后被释放到小肠中协助分解脂肪。

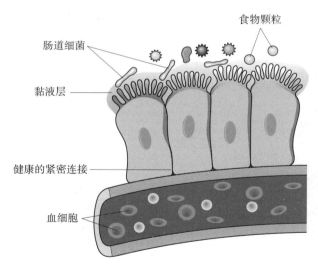

图 2　你的肠道屏障

你的肠道内壁上有一层薄薄的黏膜，它扮演着肠道屏障的角色。这层"体内的皮肤"可以保护你免受肠道内容物的伤害。它就像一个守门员，负责识别不同的分子。有用的分子（如食物中的营养成分）可以通过肠道进入人体，有害或不该出现在这里的分子则会被拒之门外。被吸收的营养物会被运走，第一站先到肝脏。肝脏就像一个加工厂，负责将营养物分配给身体各部位，供它们储存或使用。

经过小肠后，仍然无法消化吸收的食物会继续向下来到大肠，走完肠道最后的 1.5 米。大肠就像一台封装机，负责从泥泞的残留物中抽出剩余的水分，再把最终的残余物有序封装成大便。最后，它把大便推向肛门，完成排泄。除了以上功能，大肠还是大部分肠道微生物的所在地。那些来到大肠前无法被消化吸收的物质，对肠道微生物组来说可能是宝贵的资源。关于这一点，我们稍后再深入探讨。

对人体来说，肠道的健康运转十分重要。这是因为，身体依赖于从日常饮食中获取的营养成分，以确保各项生理功能处于最佳状态；肠道刚好可以有力地配合，它能够有效分解并吸收蛋白质、碳水化合物、脂肪及维生素和矿物质，为人体提供必要的能量，促进生长发育，助力细胞修复过程。

蛋白质

人体在构建和修复的过程中，特别是在对肌肉和骨骼的维护上，高度依赖蛋白质。蛋白质分为多种类型，每一种都由不同的结构单元（**氨基酸**）组合而成。人体氨基酸共有 20 种，它们就像乐高积木，通过不同的排列和组合，形成各种复杂的蛋白质结构。值得注意的是，尽管人体能够自行合成大部分氨基酸，但仍有 9 种必需氨基酸需要通过食物摄入来补充。在食物选择上，我们可以从肉类、家禽、鱼类和海鲜、蛋类、乳制品、坚果、种子及豆类蔬菜等多种来源中摄取丰富的蛋白质。

碳水化合物

碳水化合物包括纤维、淀粉和糖，主要存在于水果、蔬菜、谷物和奶制品中。人体通过碳水化合物来获取能量，这是大脑尤为渴求的。精制谷物和含糖食品中含有简单碳水化合物，因其易于消化的特性，它们可能会在短时间内导致人体血糖水平迅速上升。而水果、蔬菜和全谷物中含有复合碳水化合物，它们的消化速度比较慢，有助于减缓糖在人体内的释放速度，从而维持血糖水平的稳定。

纤维

纤维也是复合碳水化合物的一种，不过，我在这里把它单独列了出来。在后文中，我也会着重讨论它的存在与作用，毕竟它就像一位隐姓埋名的超级英雄。纤维是一种源自全谷物、水果、蔬菜、豆类、坚果和种子的植物性粗粮成分。人体本身无法直接消化纤维，也就没办法直接吸收它的营养；想要吸收，我们需要肠道微生物组的协助。此外，纤维也有多种类型，不是只有一种。

脂肪

与蛋白质和碳水化合物一样，脂肪也有不同的种类，其中每一种对人体健康的影响都不尽相同。有些脂肪不太利于心脏健康，有些则可以保护心脏。你可以从牛油果、鲑鱼、特级初榨橄榄油和菜籽油等富含脂肪的食物中获取有助于人体健康的脂肪。奶酪的脂肪含量往往很高，但它们对人体健康的影响似乎是中性的。黄油、肥肉或加工肉类（如熏肉、牛排、热狗、香肠和肉馅饼）都是不太健康的高脂肪食物。脂肪为细胞膜提供了不可或缺的必需脂肪酸，这对于大脑和神经系统的健康尤为关键。此外，脂肪有助于维生素A、D和E等营养物被人体更有效地吸收和利用。

大脑的忠诚领主

肠道是人体获取生存所需能量和营养物的门户。它通过酶、酸、肠道肌肉等的复杂共舞来消化、分解食物。它保护你不受食物的伤害，同时小心翼翼地从食物中提取有用的分子和营养物，并将它们安全地送入你体内。它是你的第二大脑，也是你70%的免疫系统和肠道微生物组的家园。它与大脑直接相连，能够产生影响食欲、情绪、能量的激素和分子。

它是如此聪明，与身体其他器官相比，它可以更加独立地工作。如果说你的大脑是一个国家的君主，而器官分管不同的领地，肠道就是君主最爱的领主。它在忠于君主（大脑）的同时，也能独立地做出自己的决定。

如何评估自己的肠道是否健康？

肠道健康指你的肠道功能处于最佳状态，没有疾病或失调，没有肠道症状，肠道微生物组也很健康。如果你的肠道微生物组不健康，你可能就会感到迟钝或情绪低落，通常还会出现消化问题。

有一种免费且简单的方法可以帮助你了解你的肠道健康状况，那就是掀开马桶盖，去观察你的大便。

这可能会有点儿尴尬，但你要知道地球上每个人都会排便，即使是最迷人的电影明星也无一例外。

如何拥有健康的大便

如果你认为大便只是食物残渣儿，那就大错特错了。大便中只有 1/4 是固体物质，剩下 3/4 都是水，这可以让排出的大便保持柔软（也就是无痛）。

大便的固体部分由以下成分组成：

- 25%~50% 是肠道细菌，包括活的和死的；
- 剩余的未消化食物，如蛋白质、纤维、脂肪和少量碳水化合物；
- 部分死亡的体细胞；
- 脱水的消化液残余。

从大便的形状、颜色和排便频率，可以看出你的肠道和肠道微生物组是否健康状况良好。如果一切正常，大便就会呈现出漂亮、光滑、结实的棕色固体的样子，并且很容易排出。否则的话，就说明你的肠道可能没有那么健康。因此，不要害羞，定期评估一下你的肠道状况吧。

你应该多久排便一次？

从一周 3 次到一天 3 次，这个区间内的排便频率都是健康的。哪怕与别人不同，只要是你的正常频率就可以。

健康的大便是什么样子？

- 光滑的条状物，可能有少许裂纹；
- 可被顺利、完全地排出体外，且没有疼痛感；
- 会沉入水中，不过，漂浮的大便可能代表着高纤维或高脂肪饮食；
- 呈棕色。

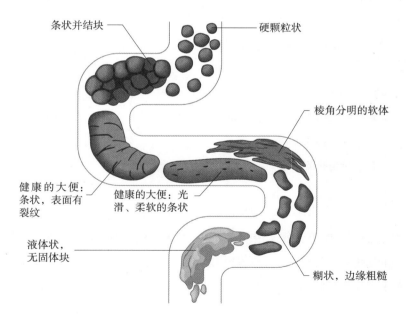

图 3　大便的模样

不健康的大便是什么样的？排便时感觉如何？

- 排便频率突然改变，且持续三四天以上；
- 大便呈糊状、稀糊状或硬颗粒状；
- 排便时感到不适或疼痛；
- 即使能够排便，也感觉大便没有全部排出，或者需要很长时间才能排尽；
- 大便颜色发红、发黑、发黄或发绿。

在这些表现中，其中有一些可能是由于纤维摄入不足，不过这很容易地通过饮食来改变；但有时，这些表现也是一种警告。如果大便呈红色或黑色，而你近期又没有吃甜菜根，这可能是由便血引起的。便血作为一种警告，提示你可能患有炎症性肠病、溃疡，甚至是肠癌。你可以去医院排查自己是否患有潜在疾病，并向医生寻求一些改善消化问题的建议。我知道同陌生人讨论你的如厕习惯可能会有点儿尴尬，即使对方是一名医生。但我向你保证，医护人员都会经常谈论人体的各个部位、体液、大便和血液，这完全不是什么禁忌话题；如果你藏着不说，他们反倒会不悦。谈论这些是完全正常的，它也能帮助医生迅速了解你的肠道健康状况。

大便为什么是棕色的？

大便中的棕色来源于粪胆素。如果没有这种色素，你的大便就会呈浅米黄色。为了消化脂肪，肝脏会分泌胆汁。胆汁是一种黄绿色液体，通过胆囊进入小肠。部分胆汁会分解成粪胆素，与正在消化的食物混合后变成棕色。如果大便在体内移动得太快（如腹泻时），胆汁来不及分解成粪胆素，你的大便看起来就会显得更黄或更绿。

便秘

便秘指大便在大肠中的移动速度太慢，身体从大便中吸取过多水分，导致大便变硬且难以排出，就像又小又硬的石块。如果你每周排便少于三次，或者无法将大便完全排出，就有可能是便秘。便秘很常见，可以通过改变饮食和生活习惯来解决。本书第三部分将会告诉你如何让肠道保持愉悦，还会告诉你一些有助排便的小窍门。如果你经常便秘，特别是当你出现体重意外下降、出血或肛门疼痛时，最好去看医生。便秘也可能是药物导致的，但这种情况很少见。

腹泻

如果你一天排出 3 次或 3 次以上的水样或糊状大便，或者你的排便次数比平时多，这就是腹泻。导致腹泻的原因有很多，包括食物中毒或其他感染、服用某些药物、焦虑、食物不耐受等。细菌或病毒感染会刺激肠道内壁向肠道释放液体，增加大便的含水量，并使其快速通过；食物不耐受（如乳糖不耐受等）会影响营养的吸收，并使水分进入肠道，导致腹泻；有些人在焦虑时也会腹泻，因为焦虑会释放压力激素，加速消化。

腹胀

腹胀指肚子胀得不舒服，就像腰围增大了一号。这是一种很常见的现象，也是大多数人时常会出现的正常反应，所以不要过于担心。比如，在大餐后、月经前（如果有的话）、感到压力或焦虑时，你更容易发生腹胀。

如果腹胀持续不退或越来越严重，那就有问题了。腹胀可能是由于滞留气体过多、便秘，也可能是由于对食物不耐受、过敏或肠易激综合征（irritable bowel syndrome, IBS）。

放屁

吃东西或喝水时，你会吞下少量空气，这些空气会聚集在你的肠道中。一旦气体进入人体内，大部分都需要以某种方式释放出来，向上就是打嗝，向下就是放屁。一般人每天会产生相当于 1~4 大杯的气体，放屁 12~25 次，主要集中在每次饭后一小时之内。夜间睡觉时我们也会放屁，因为肛门括约肌放松，气体更容易排出。如果你和别人同床共枕，那个人在睡觉时也会放屁。

每个人都会放屁。这完全正常，而且它通常是消化系统健康尤其是肠道微生物组健康的标志！当你给肠道细菌喂食它们喜欢的食物时，它们也会附带产生气体。这些气体一定会被排出体外，所以不妨将它们看成是猫咪叼来的"老鼠大礼"吧，这是肠道细菌对你表达爱的方式，你不用如临大敌。

大多数屁都是没有气味的，只有 1% 的屁有气味。我们都见识过那 1%，知道它们会刺激我们的嗅觉，让整个房间遭殃。大多数情况下，屁的臭味来源于你吃下的食物。肉类、鸡蛋、花椰菜和芽菜等食物中含有硫，它会被一些肠道细菌分解成硫化氢，这种气体闻起来就像臭鸡蛋。如果你体内的这类肠道细菌较多，那么很不幸你会比别人放更多的臭屁。如果你释放的"臭气弹"过多，这也有可能是肠道微生物组失衡的迹象。

近年数据

2022 年，佐伊健康调查计划（ZOE）对英国 14 万余人的排便习惯进行了调查，结果发现：

- 人们平均每天排便 1~2 次；
- 60% 的人会在早餐后排便；
- 92% 的人的排便频率在一周 3 次到一天 3 次之间，这是健康的频率；
- 20% 的人有便秘，其中女性多于男性；
- 男性和女性的排便频率没有差异，但男性的平均排便时长比女性多近 2 分钟。

小结

- 肠道是一条从你的嘴巴一直通到屁股的长长的管道。
- 健康的肠道指没有疾病或失调、没有肠道症状且肠道微生物组健康的肠道。
- 观察大便是评估肠道健康状况的好方法。
- 健康的大便呈光滑或有裂纹的条状，棕色，容易排出，排便没有疼痛感，排便次数在一周 3 次到一天 3 次之间。
- 不健康的大便为糊状或硬颗粒状；不呈棕色；排便会疼痛，或需要很长时间才能排出，或不能完全排出；一周少于 3 次或一天超过 3 次。
- 你的天才肠道不仅能消化食物、吸收营养，还是免疫系统的重要组成部分和肠道微生物组的栖息地，并与大脑紧密相连。

第 2 章

不可忽视的肠道微生物组

肠道微生物组对人体的健康和幸福至关重要

在你的肠道中生活着 100 万亿个微生物，我们的肉眼是无法看到的。它们的数量比银河系中的恒星还要多，这些微生物绝大部分是细菌。我知道，很多人从小就认为所有细菌都是坏东西，但你先不要急，放下手中的抑菌喷雾。细菌与生活在你肠道中的其他微生物，如病毒、真菌和古菌，共同构成了你的肠道微生物组。几十年前，我们甚至都不知道肠道微生物组的存在，但现在人们已经认识到，它对人体的健康和幸福来说至关重要。

肠道微生物组（gut microbiome）和肠道微生物群（gut microbiota）这两个词经常被互换使用。

肠道微生物群

肠道微生物群是存在于下消化道的微生物（microorganisms 或 microbes）的集合，包括细菌、病毒、真菌和古菌。

肠道微生物组

肠道微生物组不仅包括生活在肠道中的所有微生物，还包括它们的基因、它们产生的物质，以及它们与人体的相互作用。

肠道微生物（gut microbes）

肠道中的微生物集合的简称。

细菌（bacteria）

构成肠道微生物组的绝大部分微生物都是细菌。相对于其他肠道微生物，我们对细菌的了解更多些。

病毒（viruses）

肠道微生物组也包含病毒。病毒可以与肠道细菌相互作用并对其产生影响。与肠道细菌相比，我们对病毒的了解较少。

真菌（fungi）

肠道微生物组中还包含不同类型的真菌，比如酵母菌和霉菌等。我们对它们在人体健康中的作用同样了解不多。

古菌（archaea）

这是一类与肠道细菌相似但又不同的微生物。它们并不常见，也不为人所知。

肠道中的微生物数量最多；除此以外，你身体的其他部分也有微生物。口腔微生物组、皮肤微生物组、阴道微生物组、肺部微生物组……从头顶到脚尖，微生物无孔不入，它们不仅栖息在我们体内，还遍布于我们呼吸的空气及触碰的每一个表面。无论是翻动书页的手指、在夏日清风中呼吸的鼻子，还是品尝三明治时咬合的嘴角，都不可避免地与微生物相遇……而且，食物上也有微生物。我们从小被教导要警惕并远离坏细菌，因为它们会导致食物中毒或更糟的后果。这是对的，但别忘了，我们身边也有许多无害的好细菌。

对细菌来说，人类才是后来者。细菌诞生的时间比我们早得多。在整个进化过程中，我们与细菌共同进化，大部分时候都很和谐。事实上，我们与它们之间的关系如此紧密，以至于人体的细胞数量与人体周围及体内的细菌数量大致相同。如果外星人登陆地球，它们甚至可能不会称我们为人类：根据几乎对等的细胞数量与细菌数量，我们可能会被归为"人菌类"，即人类和细菌的杂交品种。我们无法脱离细菌生存，然而，细菌的体积非常小，即使把你全身的细菌集中起来称重，它们的重量也不会超过 500 克，仅相当于一罐豆子的重量。如果只给肠道微生物称重，它们的重量只有 200 克左右，与一个杧果的重量差不多。

细菌是如何搭上"人体顺风车"的？

早在你出生时，你的肠道微生物组就已经在打基础了。不同的出生方式和母体的差异，将给每个人的肠道细菌组成带来很大差别。如果你是顺产出生的，你的肠道中就会有来自母亲阴道微生物组的细菌，你的鼻子、嘴巴和皮肤上也可能会沾有这类细菌；而如果你是剖宫产出生的，你的肠道最先接触到的往往是皮肤上常见的细菌，它们来自抱过你的父母、医生和护士，以及医院的某些表面。

刚出生时，你的肠道微生物组的构成相对单一，只包含几种肠道细菌，但它们会与周围（对你而言）其他"新"细菌快速接触，从而迅速变化发展。母乳中含有有助于培育新生微生物组的细菌，以及为肠道细菌提供营养的特殊人乳低聚糖。当你开始用胖乎乎的小手把每一样东西放进自己嘴里时，你会接触到周围物体表面上的细菌，而不仅仅是抱着你的父母的皮肤上的细菌。当你开始吃固体食物时，你的肠道细菌会进一步多样化，食物中的各种纤维也会滋养更多不同类型的细菌。0~5 岁对肠道微生物组的健康发展来说至关重要。5 岁以后，你的肠道微生物组开始稳定下来，并含有成人常见类型的肠道细菌，类似于成人的微生物组。从这时起，你的肠道微生物组对变化（无论好坏）的适应力更强，而波动性更小。不过，你的微生物组仍在继续发展，毕竟它是一个活的生态系统。

肠道知识问答

如果没有肠道微生物组，会怎么样？

你一定会想，我又看不见这样一个微生物集合，它能有多重要？事实是，如果没有肠道微生物组，你的身体健康状况也不会太好。科学家做了一项实验，在无菌塑料隔离泡内培育了一批无菌小鼠，实验环境中没有任何细菌，并与外界完全隔离。如果你不仔细看，这些无菌小鼠看起来和普通小鼠没什么两样，寿命也和普通小鼠一样长。但实际上，它们的免疫系统十分脆弱，任何微小的感染都可能危及它们的生命；它们的内脏严重肿大，无法正常工作，因此需要额外补充营养和能量；它们的大脑也无法正常发育，学习和记忆中枢与普通小鼠大有不同[1]；它们的行为模式也十分古怪。

健康的肠道微生物组是什么样的？

不同种类的肠道细菌越多，或者说肠道微生物组越多样化，人体就会越健康。打个比方，如果你只能用两个琴键演奏，那实在很难弹出动人的旋律；但如果你能用全部 88 个琴键演奏，你弹出的旋律一定会更丰富。你拥有哪种类型的细菌也很重要——这些琴键是悦耳的，还是完全无法合奏？你的肠道中有 200~1000 种不同类型（或种类）的细菌。每种肠道细菌都包含多个亚型（被称为菌株），你的肠道微生物组就像指纹一样独一无二，即使是同卵双胞胎，也只共有 35% 的肠道细菌。[2] 但正如全体人类中只有少数是彻头彻尾的坏蛋一样，大多数肠道细菌的"好"与"坏"也会因人而异。它们要么"大部分时候是好的"，要么"大部分时候是坏的，但偶尔是好的"。即使是像嗜黏蛋白阿克曼氏菌这样拥有清白名声的好细菌（大量存在于健康的肠道中），偶尔也会表现得很糟糕。一旦嗜黏蛋白阿克曼氏菌饿了，它们就会大发雷霆。比如，如果你纤维摄入不足，嗜黏蛋白阿克曼氏菌就会使你的食物过敏反应加重。[3]

肠道有益菌

肠道有益菌指会产生有益人体健康的代谢物的细菌。这些细菌被认为是"好"细菌，但它们的作用也会因人而异或因情况而异。

肠道有害菌

肠道有害菌指会产生有害人体健康的代谢物的细菌。它们是否被认为是"坏"细菌，取决于个人和具体情况。

致病菌

这些细菌会致人生病，如肠胃不适，甚至引发更严重的健康问题。

你我的肠道菌群可能大相径庭，不过共同之处在于，肠道中有许多职能相同但名字不同的细菌。比如，我的同事分别叫凯特、阿莎和本，我们都从事科学研究，但不是同一个人。所以，你有某种细菌而我没有，并不意味着你的肠道菌群就一定比我的健康。重要的是它们的职能。把你的肠道微生物想象成一家庞大公司的员工，而你就是这家公司的老板。这些员工的目的是什么？答案是：让你快乐、健康、精力充沛。在这家公司里，你不会只设立一个营销部门，哪怕它们可以制作创意十足的精彩广告。你还需要一个强大的产品团队、一个善良公正的人力资源团队，以及一个能处理复杂数据的工程师团队。你也需要一个清洁工团队定期打扫厕所、解决其他卫生问题，也免其他员工生病或心情暴躁。此外，你还需要至少一个喜欢组织团建活动的领头人。有老员工离开，也会有新员工加入。公司要发展壮大，离不开拥有各种不同技能的员工，就像肠道中不同种类的微生物一样。无论你雇用了哪些员工，保持愉悦的办公环境都有助于他们出色地完成工作。肠道微生物也是如此。保持肠道健康，并为肠道微生物组提供茁壮成长所需的食物，那些有益菌就会蓬勃发展，而某些臭名昭著的细菌也不太可能胡作非为。

蓝色大便

从大便的形状、颜色及排便频率，可以看出你的肠道和肠道微生物组的健康状况。此外，你还可以通过测量肠道传输时间（transit time，从你吃东西到排泄所需的时间）来进一步了解情况。要做到这一点，你需要一种食用后易于辨别的食物，比如大量甜菜根。不过，切记不要因为甜菜根的汁液染红了你的小便和大便而惊慌失措！

几年前，我与他人合作撰写了一篇关于肠道传输时间的论文。[4] 在研究中，参与者吃下了两块亮蓝色的松饼，然后测量松饼从吃下到排泄（也就是出现蓝色大便）所需的时间。我们发现，与大便的形状或排便次数相比，肠道微生物组与肠道传输时间之间的关系更为密切：

快速的肠道传输时间不超过 14 个小时；
健康的肠道传输时间为 14~58 个小时；
缓慢的肠道传输时间超过 58 个小时。

我们发现：
• 肠道的平均传输时间为 24~29 个小时；

- 与肠道传输时间健康的人相比，肠道传输时间过快或过慢的人的肠道微生物组的构成有所不同；
- 肠道传输时间缓慢的人产生的短链脂肪酸（一种健康的分子）数量较少，产生的有害菌的数量较多。

当肠道微生物组不健康时

肠道菌群的平衡一旦被打破，你的肠道微生物组就会遭到破坏。在不健康的微生物组中，肠道细菌往往不够多样化。你还会失去一些有益菌，有害菌则会过度生长。影响肠道微生物组的因素有很多，比如，长期饮食不健康，压力过大，服用过多抗生素或生病，等等。感染（如在度假期间腹泻）、炎症和疾病也会破坏肠道菌群平衡。肠道微生物组失衡会导致一部分人出现肠道症状，还可能会影响他们的感觉和身体健康，甚至进一步引发与 2 型糖尿病、心脏病等疾病相关的过度炎症反应。[5]

肠道微生物组到底能做什么？

肠道细菌在你的肠道中安家落户，但它们可不是吃白食的。它们努力工作，为的就是保持家园（也就是你的身体）的良好生态。如果没有你，它们也就不复存在了。诚然，并不是所有细菌都会爱惜自己的家园，有些细菌很不讲卫生，常常肆意糟蹋周围的环境。不过，其他细菌的确用心良苦，它们产生的有益分子有利于你的身心健康，包括大脑和情绪。

代谢物（metabolites）

代谢物是肠道微生物组分解食物时产生的一种小分子，对人体健康起着至关重要的作用。

短链脂肪酸（short-chain fatty acids）

短链脂肪酸是肠道细菌发酵纤维时产生的代谢物。短链脂肪酸有助于稳定我们的情绪，调节我们的食欲。

免疫系统（immune system）

免疫系统是一个由细胞、组织和器官组成的复杂网络，负责抵御有害入侵者。

炎症（inflammation）

当免疫系统试图保护你免受伤害时，就会产生炎症。这是一种有益的自然反应，是身体愈合反应的一部分。不过，炎症反应往往只是暂时的，如果长时间持续，就会变得对人体有害。

益生菌（probiotic）

益生菌通常指含活菌的补充剂，有时也指含活菌的食物。它是一种微生物，摄入足量时有益人体健康。

纤维是消化的好帮手

当你进食时，你就在喂养你的肠道细菌。大部分食物在到达位于大肠的肠道微生物组之前会被小肠吸收，所以到达肠道微生物组的主要是人体无法直接消化吸收的残渣儿。"甲之砒霜，乙之蜜糖"，你的肠道细菌正是以这些残渣儿为食。为了感谢你喂饱它们，它们会给你回馈丰厚的礼物。它们会为你提供能量——约占人体能量总需求的 5%~15%，也会为你制造维生素，比如维生素 K、一些 B 族维生素和氨基酸。此外，它们还会帮助你吸收更多的营养物，比如钙和镁。

为什么纤维如此特别？

要说纤维像什么人的话，那一定是超人。超人把自己伪装成笨拙、不苟言笑的记者克拉克·肯特，以掩盖自己的真实身份。他的爱人露易丝·莱恩起初并不太在意他。但当她意识到超人和克拉克是同一个人时，她对他的看法就彻底改变了。纤维就像克拉克一样，曾被认为没什么用处，实际上却能促进肠胃蠕动。而且，纤维的作用远不止于此。

- 它为肠道细菌提供营养，使它们能够产生短链脂肪酸和其他有益的代谢物。
- 它就像大自然的牙刷。纤维在肠道中移动产生的机械作用有助于清除肠道中的堆积物，保持肠道健康。
- 它通过减缓血液对糖分的吸收，维持血糖平衡。
- 它能让你保持更长时间的饱腹感，因为它的体积能延缓胃排空。它还能影响向大脑发出饱腹信号的激素。
- 它能截留"坏"胆固醇，防止其被血液吸收，有助于心脏健康。
- 它能降低许多疾病的发病风险，比如大肠癌、2型糖尿病和心脏病。

人工智能所作的《纤维颂：无名英雄》

食物世界中，一位英雄屹立不倒，
默默无闻的冠军，伟大的骄傲。
哦，纤维，谷物蔬菜中的纤维，
魔术般的奇迹，幕后竟是谁。

蔬果世界中，它编织着自己的丝线，
穿过消化道，丝丝相连。
肠道的朋友，它轻语："我在这里，
年复一年，不遗余力。"

降低"坏"胆固醇，它的壮举，

稳定血糖，让你营养又幸福。

每一口燕麦或麦麸

纤维为你翩翩起舞。

让我们为这颗食物之星喝彩，

小扁豆、亚麻籽，从远方与近处来。

它为我们开启重要篇章，

守护身体健康，幸福绵长。

神奇的代谢物

不仅你的肠道微生物组能帮助你消化食物，而且它们产生的特殊分子——代谢物，对你的身体健康也有很大帮助。这些代谢物能传输到身体各个部位，包括大脑。

当你食用富含纤维的食物时，你的肠道细菌就会享受到一顿大餐。肠道细菌会将食物颗粒分解成多种代谢物及代谢副产品（如气体等）。这些代谢物有助于调节血糖和血脂水平，满足人体的能量需求，并能迅速消除任何过度和有害的炎症。它们可以直接在肠道中发挥作用，也可以通过血液到达不同的身体部位，比如心脏、肺部、大脑等。

不过，有些代谢物可能是有害的。如果饮食不健康，有害菌就会占据主导地位，并产生有害的代谢物。

短链脂肪酸——代谢物中的"大明星"

短链脂肪酸可算是代谢物中的"大明星"。它们是肠道细菌消化纤维时的产物，是我们应该感兴趣的代谢物。具体而言，短链脂肪酸主要包括乙酸、丙酸和丁酸三种。科学家认为，短链脂肪酸是在纤维和肠道微生物群的协同作用下，对人体健康和福祉大有助益的关键因素。

乙酸、丙酸和丁酸在肠道细菌产生的短链脂肪酸中占比 90%。其中一些留在肠道附近，帮助维持肠道屏障（肠道内壁上的细胞保护层）的坚固和健康。肠道屏障是细菌、食物和消化系统中其他成分与人体之间的物理屏障，它可以防止有害物质进入你的血液，就像一座城堡的防御墙和大门会将入侵者拒之门外，但允许好心的市民和商人通过一样。同样，正如年久的城墙可能会掉落一两块砖头，城门在使用一段时间后铰链会吱吱作响，肠道屏障也需要保养，以维持良好的状态。短链脂肪酸可以使肠道屏障保持坚固，使维生素、矿物质和其他有益分子能够轻松通过，同时阻止细菌侵入。

除了少数留在肠道中的短链脂肪酸，其他大部分短链脂肪酸都会被吸收进血液，在人体内游走。肝脏会对短链脂肪酸进行重新包装，以满足不同的需要。比如，短链脂肪酸会与免疫细胞合作，清除潜伏的多余炎症；它会影响脂肪的储存，并穿过大脑的血脑屏障（大脑版的"肠道屏障"）为大脑提供能量；它会向大脑发出饱腹信号，降低你的食欲[6]；它还会影响你的行为和情绪。

额外补充的维生素

人体所需的大多数维生素都是从食物中摄取并在小肠中吸收的。除此以外，还有一些维生素是由肠道细菌合成或改变的。

某些特定的肠道细菌可以合成维生素 K。维生素 K 有助于凝血、伤口愈合，还有助于保持骨骼健康。肠道细菌也能合成一些 B 族维生素。人体有约 20% 的叶酸（一种水溶性 B 族维生素）源自肠道细菌。B 族维生素参与人体的许多过程，比如，帮助人体获取食物中的能量，以及通过促进某些神经递质（如"快乐激素"血清素）的产生来支持情绪。

微生物组与免疫系统

人体有 70% 的免疫细胞生活在肠道中。可以说，你的大部分免疫系统都与肠道微生物组肩并着肩、背靠着背。肠道屏障是免疫系统进行监视和防御的重要场所。免疫细胞战略性地分布在肠道屏障内壁，以检测和应对潜在的威胁。你的微生物组对免疫系统的功能起着至关重要的作用，它们训练并教会你的免疫系统区分有益菌和有害菌。当这一联盟运转良好时，免疫系统和微生物组就能帮助人体抵御入侵者，同时不会攻击无辜的旁观者。这就好比你在训练一只看门狗的同时，也要教会它不要攻击给你送信的邮递员。

如何改变肠道微生物组？

你的肠道微生物组在不断地变化和发展。你吃下去的东西对肠道细菌的影响最大；它们以你的食物为食，扩充自己的队伍，并随着时间的推移，促进新的有益菌在你的肠道中定居。毕竟，我们一日三餐，食物每天大约会经过肠道微生物组 3 次，只要 3~4 天，不同肠道细菌的数量就可能会发生显著变化[7]。肠道微生物组的快速变化可以帮助你从不同的食物中获取尽可能多的营养。这可能是一种进化反应，可以追溯到人类还是狩猎采集者的时代：我们的祖先也许会在猎捕到大量猎物之前靠坚果和种子果腹，而且充分利用可获取的有限的营养。

你的肠道细菌尤其喜欢纤维，也就是全谷物、水果、蔬菜、坚果、种子、豆类等植物性食物中的纤维。你自身无法消化纤维，因此纤维会在通过小肠后，进入大肠中的肠道微生物组。

除了饮食，还有什么能改变你的肠道微生物组？

压力：长期的压力会影响肠道菌群平衡，促进潜在有害菌的生长，同时抑制有益菌的茁壮成长。

过量使用抗生素：抗生素是拯救生命的药物。但当抗生素并非医疗必需（如用于治疗病毒感染）或被过度使用时，它们不仅会减少或消灭肠道内的有害菌，也会将有益菌也一并杀死。

生存环境：无论你居住在城市还是农村，你总是被周围世界中的微生物包围着。生活在城市或乡村会让你接触到不同类型的微生物，从而影响你的肠道微生物组的细菌类型。土壤中的微生物尤其丰富。

睡眠：睡眠不足会减弱肠道细菌的多样性，并使它们的种类发生变化。

运动：经常锻炼有助于维持肠道微生物组的多样性，并拥有更多有益菌。

宠物：养宠物的人与不养宠物的人拥有不同的微生物组。宠物主人的肠道微生物组会与猫或狗的肠道微生物组拥有某些相同类型的细菌。

食物并不是影响肠道微生物组的唯一因素。有些影响肠道微生物组的因素是无法改变的，比如，你的出生方式，是否由母乳喂养，是否在孩童时期多次服用过抗生素，等等。你的肠道微生物组在不断地变化，这取决于你是否热情地对待它们，以及肠道环境如何。你做了多少运动、压力有多大、睡眠质量如何及你住在城市还是乡村，都会对它产生影响。它能非常直观地体现你的身心健康状况，就像婚姻一样，你与肠道微生物组之间也存在着或好或坏的同盟关系。当这种关系出现问题时，双方都会相当痛苦。但如果关系良好，你们就会成为甜蜜的伴侣。

粪菌移植

简单来说，粪菌移植（faecal microbiota transplant, FMT）就是把捐赠者富含微生物的大便搅成便浆，再放进受捐者的肠道中。FMT也可以通过让患者吞服胶囊的形式进行，即"肠菌胶囊"或"肠菌药丸"。

FMT是一种有效的治疗方法，用于治疗艰难梭状芽孢杆菌这种有害菌引发的可危及生命的感染与腹泻。此外，FMT也可用于缓解部分溃疡性结肠炎患者的症状，溃疡性结肠炎是一种下肠和直肠发炎的炎症性肠病。

重要的是，在进行FMT之前，要对捐献者进行筛查，以免将其他健康问题带给受捐者，就像捐献器官或进行器官移植前要做严格筛查一样。这是一种新疗法，需要在肠胃病专家的指导下使用。

来自4世纪的金汤

人们目前正在探索用FMT治疗其他疾病和失调，不过，这一概念并不像我们想象的那么超前。早在4世纪的中国，大夫就已经通过让病人饮用"金汤"或"黄龙汤"（一种水样便汤），为其治疗腹泻和食物中毒了。是不是很重口味？

改善微生物组需要多长时间？

虽然你的肠道微生物组会迅速发生变化，但这些变化大多建立在你现有的肠道菌群及其代谢物的基础之上。"食用"大量富含纤维的食物后，肠道微生物组会迅速产生更多有益人体健康的代谢物；但与此同时，肠道微生物组并不会立刻发生翻天覆地的变化。这其实是件好事，因为当被有害菌感染时，你肯定更希望肠道微生物组能多抵抗一阵，而不是立刻被有害菌攻陷，毕竟这不利于你的健康。不过，量变也会引起质变。若你打算只用一个周末进行"肠道重置"，效果可能不大；但如果你在数月乃至数年内坚持这些改变，现有的有益菌就会持续茁壮成长，还会带来更多的有益菌在你的肠道内安家。因此，与其考虑改变某一顿或某一天的饮食，不如把眼光放长远些，选择一种你可以坚持数年的健康饮食方式吧。

维持肠道菌群平衡的关键并不在于你的肠道内有或没有哪种细菌，而在于你如何通过合理搭配食物去滋养有益菌，从而产生充足的健康代谢物。即使是最好的画家也需要合适的工具，你为肠道细菌提供了什么样的"颜料"，它们就会画出什么样的画，要么色彩斑斓、温暖明亮，要么暗淡无光、单调乏味。

小结

- 你的肠道微生物组由 100 万亿个微生物组成，包括细菌、病毒、真菌和古菌。
- 健康的肠道微生物组是由多种类型的肠道细菌组成的。

- 饮食对肠道微生物组的影响最大。
- 肠道微生物组对人体健康而言至关重要，它会影响身体和大脑的工作方式。
- 紊乱的微生物组可能会导致诸多疾病和失调。

第 3 章

肠道是你的第二大脑

如果我问你"你的肠道和大脑如何对话？"，你可能会说"当肠道感觉饥饿时，大脑会疲倦；当肠道感觉饱足时，大脑会精力充沛"。翻开本书前，你可能会认为，为大脑和其他器官提供燃料，就是肠道能做的一切了。但事实不止如此，让我们一起往下读吧。大脑无疑是人体器官中的超级明星，但肠道和肠道微生物组也理应得到更多的关注。此外，人们尚未充分认识到，自己的思想和情绪如何对身体的其他部分（包括肠道和肠道微生物组）产生深远的影响。

大脑的远端

大脑位于你的头部，它的大小相当于一小棵西蓝花。这个复杂的器官掌管着你的思想、情感和决策，还管理着你身体中的许多其他过程。

就这些过程而言，你几乎感觉不到它们正在进行（除了你活着并有呼吸之外）。现在，让我们把注意力放在大脑与肠道之间的连接上。当你紧张激动时，你会感觉胃里翻江倒海；当你预感到自己即将赢得什么时，你会有一种来自肠道的"直觉"；而当你感到恐惧或焦虑时，你可能会有冲进厕所的冲动。新型冠状病毒大流行期间的一次疫苗试验，让我们清楚地看到了肠–脑连接。那是一段紧张又恐怖的日子，你可以想象一下，如果你成了第一批疫苗试验的参与者，会有什么样的感觉。在试验中，试验组接种了真正的新冠病毒疫苗，对照组则注射了安慰剂。两组参与者都不知道自己注射的究竟是什么。可是，在对照组中，有30%的人报告他们感到疲倦和头痛，10%的人有腹泻症状，还有一些人感到恶心和肌肉疼痛。由此可见，他们的恐惧、担忧和压力导致他们出现了肠道症状。也就是说，你的精神状态（包括压力、心情和情绪等）会改变你的感受，进而影响你的肠道。

肠道与大脑彼此相连

你的肠道和大脑可以相互交流。首先，它们在物理层面上就是彼此相连的。你的大脑和脊髓组成了中枢神经系统。它们既控制着你的有意识的决策，比如你什么时候想去某个地方走走，也控制着自动发生的无意识过程，比如心跳、呼吸和反射。此外，你还拥有一套覆盖身体其他区域的第二神经系统，比如肠道。与大脑和脊髓相似，这一系统也由神经元网络连接而成，这个网络宛如连接肠道、其他内脏、四肢及大脑的桥梁，而神经元之间通过电信号与化学信号（即神经递质）进行交互。尽管该神经系统结构复杂，但交感神经系统、副交感神经系统和肠道神经系统是其中的核心组成部分，值得我们深入探讨。该系统分为多个部分，我们重点关注的是交感神经系统、副交感神经系统和肠道神经系统。

"或战或逃反应"——交感神经系统：它负责人体对危险和压力的反应。它使血液快速流向肌肉、加快心率，让你做好战斗或逃跑的准备。

"休息和消化"——副交感神经系统：它就像交感神经系统的刹车，可以让身体回到休息和放松的状态。它能降低心率，并通过迷走神经促进消化。

"第二大脑"——肠道神经系统：它是肠道壁上的神经元网络，从食道一直延伸到臀部。它可以在没有大脑信号的情况下管理整个消化过程，对肠道健康来说至关重要。

肠道神经系统

大脑不会为你消化食物，肠道也不会写诗或解数学题，二者掌握着不同的功能，却有一些惊人的相似之处。大脑含有 1 000 亿个神经元，而肠道含有约 5 亿个神经元，这超过了身体其他部位的神经元数量，甚至比猫脑中的神经元数量还要多。而且，肠道的运转有着惊人的独立性，它是自己辖区的首席执行官，但仍然服从大脑的统一指挥。所以，肠道神经系统是我们的"第二大脑"。

让我们再深入了解一下肠道神经系统的作用：

- 控制肠壁肌肉的收缩，帮助推动食物和液体通过肠道。
- 释放信号，分泌消化液，帮助分解胃和上层肠道中的食物。
- 确保血液流向消化系统，以便输送氧气和营养物。
- 当肠壁被食物撑开时，它不仅能感知食物的存在，还能感知食物中的营养成分。
- 与免疫系统互动，有 70% 的免疫细胞生活在肠道中。

肠道神经系统肩负的任务极为繁重，因此它包含了各种类型的神经，其中每种神经都有不同的功能。这样一来，"第二大脑"就能实现对肠道运转全过程的精细调控，即便是最微小的环节也不例外。

肠道、大脑和迷走神经

肠道神经系统通过迷走神经与大脑直接相连。这条长长的神经是肠道和大脑之间不可或缺的连接线，在物理层面上将两个器官连接起来。这个双向神经系统能够帮助大脑了解肠道内发生的情况，尤其是在消化过程中，从而协调肠道运转。如果你想尽快联系上某人，你不会选择寄一封几天后对方才能收到的信，而是会立刻给对方打个电话。对你的肠道和大脑来说，迷走神经就是它们之间最快的通信方式。

> **迷走神经——肠-脑连接线**
>
> 迷走神经是人体中最长的神经之一，它从大脑一直延伸到肠道和上半身的其他器官，是大脑与人体其他器官的主要沟通途径，堪称大脑的左膀右臂。
>
> 它不是一条单独的神经，而是在人体左右两侧各有一条，组成一对神经。左侧迷走神经从颈部左侧穿过上半身，而右侧迷走神经从颈部右侧穿过上半身。"迷走"（vagus）一词在拉丁语中的意思是"徘徊"（wandering），这个描述很贴切。

迷走神经从大脑向下延伸，并生成多个分支，像卷须一样伸向人体其他器官。如同首都通往其他各城市的道路一样，它连接着心脏、肺和肠道。如果大脑想了解心脏、肺和肠道的情况，就需要迷走神经传回相关信息。我总会将大脑和肠道想象成一对不眠不休的"双子星"城市，汽车、卡车和摩托车在繁忙的迷走神经高速公路上来回穿梭，运送物资、收发信息、开展贸易。两座城市相互依存，共同发展。和其他交通繁忙的公路一样，这条高速公路是双向的，这样车辆就可以安全地往返。大脑作为人体的首席执行官与肠道进行交流，你可能不会对此感到惊讶，但你会惊奇地发现，实际上有90%的肠−脑交流都是肠道在源源不断地向大脑反馈信息。拉斯韦加斯（Vegas），啊不对，是迷走（vagus）神经，确实夜夜笙歌。

在迷走神经高速公路上

大脑到肠道

来自大脑的信使传递着指令，它们不仅指示肠道肌肉收缩，推动食物在消化系统中顺畅前行，还巧妙地释放各种化学信号，确保生理功能的精确执行。

肠道到大脑

来自肠道的信使可以捕捉到肠道肌肉的收缩或舒张程度，它们会倾听并反馈来自部分细胞的信息，这些细胞仿佛微型的化学分析师，不断对肠道环境进行抽样检测，然后将分析结果上报给大脑。

肠道微生物组和大脑发育

想真正了解肠道微生物组和大脑之间的联系，我们需要追溯到婴儿时期的大脑。人类生命的最初几年，对于肠道微生物组和大脑的持续发育至关重要。

母亲的微生物组

大脑与微生物组的关系始于婴儿出生前。母体受孕两周后，胎儿的大脑就开始发育，这是最初的生命大爆炸。此时，你还没有蝌蚪大，是在母亲子宫内生长的一团细胞，被胎盘包裹着。

胎盘是怀孕期间形成的一个临时器官，在胎儿出生前一直支撑着胎儿的生长发育，并附着在子宫壁上。脐带将胎儿与胎盘连接起来，胎儿通过脐带从母亲的血液中获取营养、氧气和肠道代谢物。母亲的肠道微生物组在孕期会发生变化，并根据胎儿的需要调整微生物组的构成以及提供的能量，[1]帮助胎儿生长发育。

大部分大脑在婴儿出生前已完成了发育，比如神经管、大部分脑细胞和主要脑区。我们对肠道微生物组和大脑之间关系的了解，很多都来自小鼠研究。由没有肠道微生物组的母亲生下的小鼠，它们的免疫系统会出现问题，血脑屏障无法正常形成，而且它们很难调节自己的食欲与压力。[2]

禁止通过！

如同肠道屏障保护身体不受肠道中有害内容物的伤害一样，大脑也有类似的屏障，被称为血脑屏障，可以保护大脑不受外来入侵者的伤害，是一种包含紧密连接的高度选择性的半透性边界。

回忆一下《指环王》中的场景：甘道夫站在狭窄的桥上，挡住了炎魔的去路，霍比特人和其他同伴则跑到了安全的地方。

这就是血脑屏障的作用！哪些物质能穿过血脑屏障？答案是：大脑渴求的最优质代谢物。哪些物质会被阻挡在外？无疑是那些有害的废弃物。血脑屏障很有原则性，因为它的通道非常微小，只允许小分子进入。不过，一些大分子（如葡萄糖，大脑的主要能量来源）也享有特权，但只有得到邀请才能进入。换句话说，它们必须走只为它们而开的特殊大门。

出生后，我们的肠道迅速生长并成形。不过，母亲孕期的微生物组对婴儿出生后的大脑发育会产生持续影响。将母亲的阴道微生物组（顺产的婴儿拥有这部分微生物组，它们就是婴儿肠道微生物组的种子）转移到剖宫产婴儿的肠道中，并在婴儿 3 个月和 6 个月大时进行测量，结果发现剖宫产婴儿的大脑发育得到了改善。[3]科学家根据母亲的微生物组，而不是婴儿自己的微生物组，能够更清楚地判断婴儿大脑的发育情况。[4]此外，母亲孕期的肠道微生物组也会影响婴儿的发育。科学家预测，如果母亲在妊娠晚期肠道微生物组的多样性较弱，那么她的孩子到了 2 周岁左右更有可能出现早期焦虑症状。[5]

微生物组和生命最初几年的大脑

即使在幼年时期，你的肠道微生物组也很重要。我们通过对小鼠的研究发现，如果饲养的小鼠没有肠道微生物组，它们的大脑，尤其是负责学习、记忆和情绪的脑区——海马，就无法正常发育。[6]

海马：负责学习和记忆的图书馆馆员

海马可以帮你处理和存储信息。就像图书馆馆员一样，它喜欢阅读和吸收新知识，然后将这些知识归档，以便有需要时轻松检索。不过，你可别跟它过不去，海马对你的情绪反应起着至关重要的作用。如果你不善待它，它就会影响你的情绪。

海马可以帮你：

- 形成记忆并将其归档；
- 学习新技能和新知识；
- 处理情绪和压力。

2周岁时，婴儿的肠道微生物组与他解读视觉信息（如识别最喜欢的球或泰迪熊）的能力，以及遣词造句、自我表达的能力有关。[7]

到了3周岁，婴儿的肠道微生物组与他的沟通能力和精细运动技能（如画画或拼简单拼图的技能）有关。[8]对从2个月大到10岁的孩子进行的肠道微生物组研究显示，肠道菌群的差异与他们的思维能力及多个脑区的大小有关，包括奖赏和冒险中心——伏隔核。[9]

我们出生时就已经拥有了大部分脑细胞，但10岁以后，脑细胞之间的连接仍会继续发育。其间大脑会修剪掉不太有用的连接，同时强化有用的连接，这个过程将一直持续到25岁左右。

肠道微生物组与成年人的思维能力

科学家继续对肠道微生物组与人类成年后的思维能力之间的关系展开了研究。一项针对26岁年轻人的小型研究显示，肠道菌群中特定有益菌占比较高的人，在智力任务方面的表现明显更好。[10]你的肠道菌群也可能帮助你的大脑终生保持活跃，是老而不衰的一个关键因素。随着年龄的增长，肠道菌群的多样性开始丧失。给老年小鼠补充年轻时的肠道菌群，可以逆转它们身体和大脑的衰老迹象，并改善它们的记忆力。[11]这是对"更新的肠道细菌，更新的你"的又一种诠释。

一荣俱荣，一损俱损

一项大型研究收集了超过 11 万名 25~75 岁的男性和女性的相关数据。[12] 结果显示，排便次数较少（如便秘）的人大脑功能明显较差，相当于老了 3 年。经常腹泻也与大脑功能变差有关。在其中一项细分研究中，研究人员观察到排便次数与学习能力及记忆能力之间的关系。这种关系实际上受到了肠道微生物组的影响，该发现证明了肠-脑连接的重要性。

肠道细菌如何与大脑对话：肠-脑通路

肠道细菌与大脑的对话方式多种多样。有时比较直接，就像敲门打招呼一样；有时则不那么直接，信息可能会经由多方传递，还可能在传递过程中发生变化。这就像邮寄信件或口耳相传的过程中难免出现一些意外情况，导致最后的信息与一开始有些出入。

老鼠不是人类

为了了解肠道细菌究竟是如何与大脑对话的，科学家在小鼠或大鼠身上进行了实验。但是，我们在将这些研究成果应用于人类时须谨慎，毕竟我们没有尾巴，也没有毛皮。

尽管如此，小鼠和人类在遗传和基本生物学方面仍有一些相似之处，这使得许多发现与人类健康息息相关，这也是为什么在进行人体研究之前往往会先做小鼠实验。利用小鼠，我们能够探索某些在人类身上不可行或不符合伦理的研究领域，从而推动医学的进步。不过，所有研究结果都需要尽可能地在人类身上得到验证，以确保其可靠、适用。我们还应认识到，这是一个不断发展的新研究领域，只有不断地学习和探索，才能更全面地理解生命的奥秘。

畅通无阻的高速公路——迷走神经

迷走神经不仅从大脑延伸到肠道，甚至延伸到肠道内壁，即肠道微生物组所在的位置。这样一来，大脑就可以直接控制消化液的分泌、食物的吸收，以及其他影响细菌繁殖或死亡的因素。你的肠道细菌也会向大脑反馈信息，进而影响你对压力的感知、你的能量水平和情绪等。

神经递质

神经递质是大脑和神经系统的化学信使，能让神经元之间及神经元与其他细胞之间进行交流。这些微小但强大的分子对情绪的影响尤为显著，尽管它们的活动范围远不止于此，而是遍布全身。其中，最为人们熟知的神经递质莫过于血清素，它常被称为"快乐激素"。不过，可能让你感到惊讶的是，许多神经递质都是在你的肠道和大脑中产生的。事实上，90%的血清素和50%的多巴胺是在肠道微生物组的帮助下由肠道产生的。

"90%的'快乐激素'产生于肠道。"你可能会在社交媒体上看到这句话，但事实并没有这么简单。在肠道中产生的血清素无法穿过血脑屏障到达大脑，也就无法直接影响你的情绪。[13]血清素硕大的体形无法通过血脑屏障中的紧密连接。它们好似一张特大号的沙发，不论你怎么摆弄，都无法把它抬进客厅。值得注意的是，这些神经递质在肠道中与其在大脑中发挥的作用并不相同：

- 大脑血清素：被称为"感觉良好"或"快乐"激素，它不仅会影响你的情绪和情感，还有助于调节你的睡眠和食欲。它可以抑制欲望，让你感到满足。许多抗抑郁药物通常都以它为靶点。
- 肠道血清素：主要由肠道细胞（在肠道细菌的帮助下）产生。它通过肌肉收缩来协调食物在肠道中的运动，帮助消化。
- 大脑多巴胺：被称为"我喜欢，再来一次"激素。它通常与快感、动力和奖赏有关，会在你做自己喜欢的事情（如吃美味的食物、听悦耳的音乐或看到可爱的小狗）时释放出来，也会激励你再次去做这些事。
- 肠道多巴胺：由"第二大脑"肠道神经系统产生。在肠道中，多巴胺有助于促使食物通过肠道，并辅助其余的消化过程，比如胃液分泌和血液流动。
- 大脑γ-氨基丁酸（GABA）：被称为"禅意"神经递质。它能让你感到平静，降低你的压力水平，并通过抑制神经元过度兴奋来帮助你入睡。
- 肠道γ-氨基丁酸：在肠道中，它主要起平衡作用，能让消化过程平静下来。这样它们就不会因过度活跃而超出所需，比如肠道肌肉不会过分运动，胃液也不会分泌过多。
- 大脑去甲肾上腺素：当你感到压力或受到威胁时，它会释放并激发你的或战或逃反应，让你更加警觉，心率加快，身体做好快速应对危险的准备。这一生理反应不仅会促使你立即采取行动，还会让你的注意力更加集中，感觉自己更有活力。

- 肠道去甲肾上腺素：与血清素和多巴胺一样，去甲肾上腺素也能促进肠道肌肉的收缩和放松，使食物通过消化系统。

虽然在肠道中产生的神经递质无法通过血脑屏障进入大脑，但科学家认为它们仍会间接地影响大脑，即通过免疫系统和迷走神经向大脑发出信号，[14] 并通过这种方式间接影响情绪。在这方面，我们还需要做更多的研究，不过目前我们倾向于认为它们对大脑和情绪是有影响的。也许，时间会证明一切。

有趣的地方就在这里。

新的科学证据表明，你的肠道微生物组会影响你的身体如何使用那些构成情绪神经递质的基本成分。如果说一个完整的神经递质是一张特大号的沙发，它的组成成分就是扶手、座位、靠背和沙发脚等，它们必须组装在一起才能形成一张完整的沙发。这些基本成分非常小，可以穿过血脑屏障进入大脑，进去之后再组装成那张特大号沙发。神经递质的某些基本成分是氨基酸（如色氨酸和酪氨酸），它们存在于富含蛋白质的食物中，比如肉、鱼、蛋、豆类和豆制品。

没有色氨酸，大脑就无法制造血清素；而酪氨酸是用来制造多巴胺的。这些氨基酸大多在小肠中被吸收，但也有一些会进入大肠，到达肠道细菌的安身之处。肠道微生物组通过多种方式为大脑提供所需的色氨酸。一些肠道细菌能产生少量色氨酸，其他细菌则将这些氨基酸分解成可直接或间接向大脑发送信号的代谢物。[15] 色氨酸等氨基酸还被身体用于其他目的，这些过程也受到肠道细菌的严格控制。[16]

让我们把色氨酸想象成厨房里的面粉。面粉可用于制作面包、饼干和蛋糕等不同食物。色氨酸主要通过三种方式被人体利用，我们可以把这三种方式想象成三家不同的面点店。第一家面点店用面粉制作饼干——血清素；第二家店用面粉制作蛋糕——向大脑发出信号的代谢物；第三家面点店规模最大，它用大部分面粉制作出两种类型的面包，其中一种对大脑功能有益，另一种则具有神经毒性，会对大脑造成损害。

你的肠道细菌会监管面点店之间的面粉分配，以及最大规模的面点店制作哪种类型的面包。这关系到你的情绪和认知能力（包括思维、记忆和决策能力等），抑郁症、肠易激综合征和神经系统疾病都与面粉的分配平衡被打破有关。[17]

肠道激素

肠道也会释放激素，以调节消化和食欲。肠道细菌会改变多种肠道激素的制造方式，并影响它们的作用方式，进而影响你进食的多少、你对食物的渴求，还有可能影响你对味觉的体验。[18]产生这些激素的肠道细胞与肠道神经系统相连，在肠道细菌的作用下，这些肠道激素可以通过迷走神经与大脑进行交流。

免疫系统

你的肠道细菌及其代谢物通过多条相互连接的路径向大脑中的免疫细胞发出信号。许多肠道细菌都栖息在肠道壁上的黏液层中，与邻近肠道屏障的神经元和免疫细胞密切接触。这些神经元和免疫细胞就像间谍一样，密切关注着一切动态，并迅速向大脑报告任何危险或可疑活动的迹象。肠道细菌就扮演着向间谍报告动态的角色。它们会影响免疫系统在全身范围内对危险的反应，以及免疫细胞如何向大脑发出信号。值得注意的是，肠道内有约70%的免疫细胞，而大脑中的小胶质细胞在免疫细胞中的占比约为 15%。自婴儿期至成年，肠道菌群一直在塑造着小胶质细胞，并在关键时刻决定小胶质细胞能否迅速且恰当地做出反应。

肠道代谢物

肠道细菌能产生超过 5 万种代谢物，其中部分代谢物能穿透血脑屏障，直接对大脑产生影响，也能通过与免疫系统和肠道神经系统的交互，间接影响大脑。[19]这些代谢物能够调控血脑屏障的通透性，既保护大脑免受外界侵害，又能调节神经递质的水平。[20]在针对帕金森病[21]、阿尔茨海默病[22]及慢性压力的小鼠研究中，科学家发现它们肠道内短链脂肪酸的水平显著偏低。[23]

短链脂肪酸还能影响你的食欲。脑成像扫描显示，短链脂肪酸丙酸可以使甜甜圈、蛋糕和饼干等食物变得不那么受欢迎，从而缓解你对食物的渴求。[24]它们还可以通过影响饥饿激素和饱腹激素，让你感觉饱腹，平衡你的血糖水平，支持你的新陈代谢。[25]

小结

- 你的肠道和大脑之间有一个强大的双向交流系统，影响着彼此的功能。
- 你的肠道是你的"第二大脑"，内含复杂的神经元网络，如同大脑一般。
- 新证据强调了肠道细菌如何在肠−脑对话中发挥核心作用。
- 肠道微生物组通过多种方式与大脑展开交流，影响你的情绪和思维能力。

第 4 章

女性的肠－脑连接

如今，我们对大脑和肠道的认知更加深入。令人遗憾的是，尽管女性占据全球人口的一半，神经科学研究领域却鲜少关注她们，相关研究中仅有微不足道的 0.5% 聚焦于女性。同样，在医学研究的广阔领域中，针对怀孕、分娩及女性性健康的研究资金分配更是捉襟见肘，仅占全部经费的 2%。[①] 这种对女性健康认知的匮乏，不仅导致了数百年来的种种误诊，更有可能间接造成不少本可避免的死亡病例。

长期以来，诸多女性疾病都被贴上了"歇斯底里症"（hysteria）的标签。这最初是希波克拉底的想法，他认为女性的健康问题源于"游荡的子宫"，而"子宫"的希腊语是"hystera"，"hysteria"也由此而来。治疗方法是什么？和丈夫做爱。该理论一直持续到 13 世纪，随后被"恶魔附身论"取代，这种理论认为女性需要被驱魔或施以酷刑。[1] 后来，"歇斯

底里症"的含义扩展为精神障碍，但其原因及疗法仍被认为与性病有关。在极端情况下，妇女甚至要被迫接受子宫切除术。直到 20 世纪 80 年代，"歇斯底里症"才正式从医学词典中被删除。

女性性激素

雌激素和孕酮等女性性激素的水平，在女性的整个生命周期中都会波动起伏。它们在青春期崭露头角，在每个月经期上升和下降，在更年期波动并下降。它们的主要任务是使子宫内膜增厚，并控制卵子排出的时间。

雌激素指在女性生殖系统的发育和调节中起关键作用的一组激素。雌激素水平往往会在月经期的前半段升高 8 倍左右。

孕酮是另一种女性性激素，它与雌激素一起调节月经周期。在月经期的后半段，孕酮水平先上升再下降。[2]

肠道微生物组回收雌激素

肠道微生物组是雌激素水平的重要调节器。身体中的雌激素被消耗后会进入肠道，准备随其他废物一起排出体外。不过，肠道细菌还有其他计划。它们可以将部分雌激素重新加工成有用的成分，就像拆解一辆旧车，将有用的零件重新加以利用一样。并不是所有雌激素都适合再利用，但其中有些代谢物可以。性激素也会对肠道微生物组产生影响，如果性激素水平较高，肠道微生物组往往也更加多样化。[3]

女性的肠道微生物组与男性有什么不同吗？

每个人都有自己独特的肠道微生物组，它们如同指纹一般独一无二，但也有其他因素会影响肠道微生物组的构成，比如性别。女性的肠道微生物组包含的细菌类型往往与男性不同。这些差异可能是由生长和繁殖所需的营养和能量不同造成的。某些类型的肠道细菌与脂肪在身体上的分布也有关系，而女性和男性的脂肪往往分布在不同的人体部位。[4]

微生物组的差异不仅体现在健康上，也可能会体现在疾病和失调上。

青春期

进入青春期的年龄既取决于基因，也取决于饮食、运动、脂肪组织的多少及压力等因素。最新研究显示，肠道微生物组也与此相关。[5] 在青春期之前，女孩和男孩的肠道微生物组只是略有不同，而进入青春期后，女孩的性激素水平升高，她们的肠道微生物组逐渐向成年女性的微生物组转变，与男孩的微生物组间的差异也逐渐变大。

月经周期

女性性激素会对神经可塑性产生微妙的影响。大脑各部分的结构和大小会随你当前所处的月经周期阶段而略有不同。对记忆、情绪调节和学习来说至关重要的海马对女性性激素特别敏感，它比大脑的许多其他部分含有更多的雌激素及孕酮受体。雌激素对大脑的影响很大，它能帮助大脑吸收葡萄糖作为能量。在排卵期前，你的雌激素水平会升高，海马的体积增大，大脑也会使用更多的葡萄糖作为燃料。[6] 此时，你会感到更有精力，心情更好，思维更敏捷，也更容易产生创意。

在月经周期的后半段（排卵期后和月经期前），你更容易通过大吃大喝或安慰性饮食缓解压力。在月经期前和月经期间，你更容易饿或食欲更旺盛。[7]

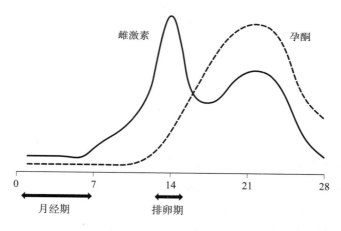

图 4　性激素水平在月经周期内的升降情况

你的梦境会随着月经周期而改变

在排卵期前，你的梦往往更超现实、更快乐，可能与性更相关。在月经期的前半段，你的梦会更长，更有可能是噩梦，[8] 非快速眼动深度睡眠减少约 25%。这可能是由于孕酮水平在排卵期和月经期之间先上升再下降。孕酮会使你的体温升高 0.3~0.5℃，从而影响睡眠质量（平常睡觉时，你的核心温度通常会稍有下降）。所以，在此期间，你可能需要让卧室保持凉爽以便舒适入睡。

孕期

怀孕对有些女性来说似乎是自然而然的事，对另一些人来说则有一定困难，需要花费不少时间与努力。女性的生育能力与诸多因素有关，这其中也包括肠道微生物组。[9] 准妈妈的微生物组与胎儿的生长和健康，以及是否会早产有关。[10] 肠道菌群多样性较弱、某些有益菌较少的孕妇更有可能早产。[11] 不过，我们必须承认，孕期经常会出现食欲改变和恶心的情况。如果你在孕期吃不下那些对肠道有益的食物，也无须自责，尽自己所能就好。

更年期

更年期标志着月经和生育能力的自然终结，通常发生在 45~55 岁。一般来说，对更年期的定义是月经停止至少 12 个月，但这并不全面，因为卵巢功能的衰退是一个持续多年的波动过程。在更年期，约有 75% 的女性会经历一系列症状，其中多数与大脑功能有关，比如脑雾、疲劳、失眠和潮热。这些症状被认为与下丘脑的活动有关，下丘脑是大脑中负责调节体温的关键部位。绝经后，大脑神经元会逐渐不再依赖雌激素来摄取葡萄糖；但在绝经前和绝经期间，性激素水平的波动会导致脑细胞短暂性地缺乏雌激素的支持，这降低了葡萄糖的摄取效率，而大脑又尚未完全适应这一变化。这一事实可能是引发更年期脑部症状的一个重要因素，但很可能还存在其他未知的原因。这也解释了为什么关于激素替代疗法对认知能力的影响存在相互矛盾的研究结果。[12] 不过目前，激素替代疗法已被认为有助于缓解绝经期的情绪波动、潮热和夜间盗汗症状。

与青春期一样，更年期女性的肠道微生物组会再次发生变化。在青春期，女孩的微生物组转变为类似于成年女性的微生物组；而在更年期，女性的微生物组转变为类似于成年男性的微生物组。[13] 亚洲女性的更年期症状往往比西方女性轻，这可能也与她们的肠道微生物组有关。在日本，50%~60%的女性肠道中存在某些细菌，能够分解并利用豆腐和大豆等植物性食物中的雌激素类化合物，而美国女性中只有 30%的人拥有这种细菌。[14]

肠道小故事

一份报纸报道了一名男子为了改善炎症性肠病的症状，从他的母亲那里移植了粪菌。虽然他的症状得到了显著缓解，但他也开始出现与他母亲一样的更年期症状，即潮热和脑雾。[15] 科学家需要进一步验证此事是否属实，但不管怎样，这都是一件有趣的事。

小结

- 你的肠道微生物组可以回收部分雌激素，并使其得到再利用。
- 男性和女性的肠道微生物组往往略有不同。
- 雌激素可以帮助大脑吸收葡萄糖，葡萄糖是大脑的主要燃料。
- 性激素水平会影响你的情绪、思维能力和食物渴求等。
- 你的肠道微生物组可能会影响你的更年期症状。

第 5 章

男性的肠-脑连接

男性的肠道微生物组与女性不同。这种性别差异可能解释了为什么患某些疾病的男性比女性更多，反之亦然。这不仅仅指肠道疾病，还包括一些自身免疫病和脑部疾病。例如，有研究表明，就抑郁症和慢性疲劳综合征而言，[1, 2] 不同性别的人拥有的肠道细菌类型可能保护自身不受此类疾病困扰，也可能引发此类疾病。

睾酮与男性生育能力

肠道微生物组和雄激素（如睾酮）能够相互影响。给年长的雄性小鼠喂食益生菌酸奶，能让它们的睾丸增大，长出更多的毛，它们的睾酮水平也提高到与年轻小鼠相似的水平。[3] 雄性小鼠被切掉睾丸后，它们的肠道微生物组就会转变为更类似于雌性小鼠的微生物组。[4] 近来，人们发现肠道微生物组能够作用于男性的睾丸，还可能会调节精子的数量。[5] 将用纤维喂养的健康小鼠的肠道微生物组移植到患病小鼠体内，可以使后者的精子数量翻倍，精子游动能力提高 20 倍，[6] 这代表着精子具备了寻找卵子的能力。睾丸中也存在微生物组，它包含多种细菌，[7] 有助于维持生殖系统健康。

性生活

在男女发生性行为期间，会有大量的体液交换，导致睾丸微生物组和阴道微生物组相互转移，从而使两人原来的微生物组发生短期变化。与睾丸（和尿道）微生物组相比，阴道微生物组的转移量更大。[8] 阴道微生物组对变化会进行顽强的抵抗，但男性的尿道微生物组可塑性较强，部分来自阴道微生物组的细菌会留存下来。[9] 没错，无保护措施的性行为会使细菌的转移量更大。

性偏好会影响你的肠道微生物组吗？可能会，但我们还不知道其中的原因。一个男性与男性发生性行为比与女性发生性行为，可能拥有更多样的肠道微生物组。[10] 不过，这也可能会受到饮食和生活习惯等多种因素的影响。

小结

- 男性的肠道微生物组与睾酮水平可以相互影响。
- 肠道微生物组可能会影响精子的数量和健康程度。

- 在男女性交过程中，阴道微生物组和睾丸（尿道）微生物组之间会发生微生物交换。
- 男男性行为者的肠道微生物组往往更多样化，但我们还不知道其中的原因，这也可能与生活方式和饮食习惯的差异有关。

第 6 章

多样化的肠 - 脑关系——多动症、孤独症和神经多样性

就像肠道微生物组一样，每个人的大脑也是独一无二的，毕竟人人都在以不同的方式体验世界、与世界互动，以不同的方式思考、学习和行动。那么，会不会存在这样一种可能：神经多样性在一定程度上应归功于肠道微生物组？

科学家对一组婴儿从他们出生之日起进行了跟踪研究，直到他们 20 岁。结果发现，某些婴儿的肠道微生物组与其他婴儿相比差异巨大，他们后来分别被诊断出患有注意力缺陷多动障碍、孤独症和智力障碍等神经发育疾病。患有不同疾病的婴儿，他们的早期微生物组也各有不同，但共同点是肠道内的有益菌较少。[1]

多动症

对于多动症的诊断，没有一种简单的测试方法。多动症的症状通常可归纳为两大类：难以集中注意力，且注意力持续时间短；冲动和多动，比如坐不住和行动前缺乏思考。5% 的成年人和超过 7% 的儿童患有多动症，往往还伴有其他障碍，如孤独症。在过去几年里，人们越来越关注多动症患者的肠–脑连接，尤其是他们常有便秘等肠道问题。小鼠研究显示，肠道微生物组可能与多动症和孤独症的一些行为差异有关。[2] 将多动症患者的肠道微生物组移植到小鼠体内，会使小鼠的行为、大脑结构及功能发生变化。多动症患者的肠道菌群构成也与非多动症患者不同。[3] 我们不确定多动症是不是部分由肠道微生物组引起的，但这至少表明肠道微生物组可能与多动症有关。

孤独症

孤独症是一种终身障碍，会影响人与人之间的互动。根据个体的优势、需求和面对的挑战，其表现形式在不同患者之间可能存在很大的差异。许多孤独症患者面临的最大困难是与他人的沟通和交流，这可能表现为完全不说话，或者无法理解某些面部表情。此外，孤独症患者还可能有重复性动作、对光线和噪声敏感及焦虑等问题。

孤独症可能与肠道微生物组有关吗？与多动症患者一样，孤独症患者更容易出现肠道问题，比如便秘和腹泻。孤独症儿童的微生物组也与正常儿童不同。[4] 不过，这有可能是因为挑食，而挑食行为在孤独症儿童中很常见。虽然我们知道微生物组与大脑及行为有关，但微生物组是不是导致孤独症的一个因素，目前仍存在争议。有迹象表明情况可能确实如此，但还有待时间来验证。

小结

- 多动症和孤独症患者的肠道微生物组与一般人不同，他们还常出现肠道问题。
- 将多动症患者的肠道微生物组移植到小鼠体内，会改变小鼠的行为。
- 对孤独症患者来说，肠道微生物组的差异可能与挑食及饮食对肠道的影响有很大关系。
- 肠道微生物组是否与神经多样性有关，这需要更多的研究去验证。

第二部分

—— 肠－脑不适与疾病的发生

第 7 章

饥饿的肠道细菌

肠道菌群大灭绝

我们正面临一场看不见的危机。肠道微生物是我们最亲密、最古老的盟友，但如今它们的多样性正在急剧减弱，相当多种类的肠道细菌消失不见。世界上目前还存留着少数原始部落，他们的生活方式与我们的祖先类似，但其肠道细菌的多样性远远超过现代人。由此可见，现代的生活和饮食方式似乎无助于维持肠道微生物组的健康。坦桑尼亚北部的哈德扎人是非洲现存最后的狩猎采集部落之一。他们并没有大规模饲养牛羊，而是通过狩猎和采集的方式获取各种各样的食物。他们摄入了充足的纤维，有大量时间与大自然接触，且活动量很大。对人类学家和现代微生物学家而言，他们是我们与远古生活方式连接的纽带。与哈德扎部落相比，现代人的肠道细菌种类至少减少了 124 种。[1]

肠道微生物组日渐衰落，秩序开始崩坏，有害菌时常肆虐。科学家认为，微生物组的衰落在一定程度上解释了自 20 世纪以来，哮喘、过敏、不耐受、自身免疫疾病及与炎症相关的脑部疾病发病率急剧上升的原因。

饮食是改变肠道微生物组的最有力工具之一。至于是改善还是破坏，这要看你吃了什么。肠道细菌最喜欢的食物就是纤维。如果你饿了，你可以打开冰箱或储物柜找点儿吃的，或者做个菜；但是，如果你的肠道细菌"饿"了，它们可没办法自行去商店购买，只能依赖你的饮食。你喂给它们什么食物，它们就靠什么食物来维系生存。

如果它们得不到足够的高纤维食物，就会死亡，或者为了生存开始啃咬"家具"——你的身体。肠道屏障的内表面覆盖着两层黏液：外层黏液是许多肠道细菌的家园，它直接接触肠道内的物质；内层黏液是无菌的，由肠道皮肤细胞组成，并以小时为单位进行更新，它是你的身体对抗肠道内污浊物质的第一道防线。当肠道细菌缺乏纤维时，它们可以咬穿内层黏液，直接接触你的皮肤细胞，并触发免疫系统的红色警报——"危险！"此时，你的肠道屏障可能会发炎、受损，有害菌也有可能从肠道渗透到血液中。

纤维饥荒

现代人正面临着纤维匮乏的危机。为了维持健康，我们每天至少需要摄入 30 克纤维。但现实是，我们只摄入了所需量的一半左右，在美国平均为 15 克，在英国平均为 18 克，这还不到 5 岁儿童的建议摄入量。

纤维的匮乏会对肠道细菌乃至更广泛的生理机能产生不利影响。纤维对人体健康的诸多益处主要源于其对肠道细菌的滋养及其代谢物。事实上，如果没有肠道细菌，人体就无法分解纤维。纤维与健康之间的联系极为重要，比如，它与死亡风险降低 30% 有关，[2] 还能降低心脏病、脑卒中、肠癌和 2 型糖尿病等多种疾病的发病风险。纤维可以称得上是超级食品。如果纤维的摄入量不足，肠道细菌就无法产生足够的短链脂肪酸，而这些脂肪酸能够对抗过度炎症、为多种细胞提供能量，并对全身产生积极影响，比如调节血糖水平、改善情绪。同时，人们也会更容易便秘、反应迟钝、疲劳等。

关于超加工食品

生活匆匆忙忙，时间仿佛根本不够用，而我们总有太多的事情要做。你是不是也和我一样，梦想着某一天能拥有自己的菜园？大多数人还是会选择每周前往超市，在手推车里装满接下来几天的食物，这样更符合我们目前的生活状态。我们常常看到，偌大的超市里摆放着新鲜的农产品，但更多货架上摆放的都是包装食品。这并不一定是坏事。豆类罐头、西红柿罐头、挂面等包装食品让我们一年四季都能吃到种类繁多的食物，这有助于减少食物浪费、节省烹饪时间，而且它们的营养和新鲜食物不相上下。再往里走走，有洋蓟、橄榄和腌洋葱罐头，还有袋装的大米、藜麦和荞麦，供你选购。每一排货架上都有数百种食物，还有众多新口味供你尝试。这时，你来到一排货架前，这里只摆放着一种食物：一盒盒大同小异的加糖谷物食品，包装上有卡通老虎或猴子的图案，颜色醒目。下一排货架上摆满了各种口味的薯片，再下一排是各种口味的饼干，往后一排全是汽水。你有没有意识到，超市故意把鸡蛋放在离入口很远的地方，这样你就不得不穿过所有通道，途中很有可能会受到诱惑多买一些其他食物？再问一个问题：你觉得利润最大的食品是什么？答案正是这些超加工食品。它们的生产成本低，保质期长，也很美味，但纤维和其他营养成分的含量往往很低。

　　偶尔嘴馋，吃点儿超加工食品，这其实没什么。但问题是，我们吃得太多了。这意味着我们摄入的纤维和营养成分不足，不利于我们的健康和肠道细菌的生存繁衍。英国人每天摄入的食物中，近60%都是超加工食品。[3] 我不完全认同"超加工食品"的分类方法，并认为它存在一定的缺陷；相比之下，我更倾向于关注食品的营养密度。不过，这是目前主流的分类方法，所以在这里我们还是以它作为判断的基础。

超加工食品

　　超加工食品① 是根据诺瓦分类法（NOVA classification）[4] 划分出的一类食品，该分类法旨在考察大样本人群的总体饮食情况。不过，它并不是为了帮助你了解应该往购物篮里放什么而设计的②。在大多数情况下，超加工食品指营养密度较低，而盐分、糖分和脂肪含量较高的食品。如果你长期大量食用这些食品，就会损害健康。

　　超加工食品往往会批量上市，它们的保质期长、配料清单长、包装精美。它们含有大量添加剂，这些添加剂不只是为了保存食物，还为了让食物更美味。

---

① 诺瓦分类法将食品划分为四类：超加工食品、加工食品、烹饪用的加工食品和未加工或微加工食品。我在这里未考虑"烹饪用的加工食品"这一类，因为属于这一类的食物很少，而且往往食用量较小，例如黄油、特级初榨橄榄油和蜂蜜等。

② 不过，也有研究发现，一些超加工食品实际对健康的影响较好，或无明显负面影响，包括某些超加工面包和谷物制品等。[5, 6] 关于超加工食品对健康的负面影响，许多证据似乎都表明是含糖饮料和高度加工的肉类产品引起的。

典型的超加工食品包括：气泡软饮料，甜味或咸味的包装零食，饼干，蛋糕，甜味早餐麦片，香肠，汉堡，热狗，面包（工厂制作）。

加工食品

有时，我们的确很难分辨某种食品是超加工食品还是一般加工食品。加工食品通常指经过罐装、熏制、腌制和烹饪等方式的防腐处理，以延长保质期的食品。它们往往会保持原有的特征（如罐装西红柿看起来仍然像西红柿）。加工食品可以让我们的饮食多样化；与超加工食品相比，加工食品的营养密度更高。食品加工也能让一些食物更有利于人体健康，比如，罐装西红柿中的抗氧化剂番茄红素的含量就比新鲜西红柿高。

典型的加工食品包括：罐装西红柿，罐装金枪鱼，罐装洋蓟，新鲜无包装面包（自制或面包店制），奶酪。

未加工或微加工食品

这类食物比较容易分辨。微加工指水果、蔬菜、谷物和肉类的可食用部分没有经过工业加工，甚至没有发生任何改变。它们可能会被磨成面粉、蒸熟或发酵。多吃微加工食品对人体健康大有裨益。

典型的微加工食品包括：新鲜、冷冻、煮熟或晒干的水果、蔬菜和谷物，豆类和豆制品，红薯和土豆，巴氏杀菌乳，纯果汁，香草和香料，酸奶，茶，咖啡。

摇身一变，美味加倍

许多超加工食品都含有乳化剂和甜味剂等添加剂。乳化剂可以将通常不会混合的食材（如水和油）黏合在一起，也能让食物口感顺滑、浓郁，还能保持食物的柔软度（如面包）。乳化剂可以是天然成分，也可以是人造成分。有些乳化剂来自大豆和海藻，有些则是在实验室里合成的。英国、美国和欧盟市场上的几乎所有添加剂都经过了安全性测试，不过，其中大多数都是在小鼠身上进行的，而且研究重点是乳化剂是否会损害人类的基因并致癌，而不是它们对肠道菌群的潜在影响。添加剂大多不会被人体吸收，因此它们会进入你的大肠，并在那里与肠道微生物组发生相互作用。科学家在模拟人类肠道的环境中测试了 20 种乳化剂，其中只有两种合成乳化剂——羧甲基纤维素（E466）和聚山梨醇酯 80 会对肠道细菌产生很大影响，并引发炎症；而其他种类的乳化剂虽然也会产生有害影响，但程度轻微。[7] 幸运的是，现实生活中这两种乳化剂很少使用，2023 年在英国开展的涉及 6 642 种含乳化剂食品的调查中，E466 仅占 1.4%，聚山梨醇酯 80 仅占 0.06%。[8] 对于其他常用乳化剂，如最常见的卵磷脂，我们还没有足够的了解，可能它们不会对肠道造成危害。总的来说，偶尔摄入含乳化剂的食物对肠道健康可能影响不大，特别是在你同时食用大量富含营养、纤维的食物（如水果、蔬菜和全谷物）的情况下。最重要的还是种类、剂量和频率。一项对 588 人进行的为期一年的研究显示，大量食用乳化剂与炎症的发生有关。[9]

糖分摄入过多

我们的大脑天生倾向于追求快乐，而对远古人类而言，脂肪的丰腴和糖的甜蜜象征着丰富的营养和能量。为了激励我们摄取这些食物，大自然赋予了它们令人愉悦的口感和奖赏机制。然而，在现代社会，这一机制可能适得其反。高糖、高脂肪的食物往往营养价值较低，这意味着我们在享受美味的同时，可能并未获得所需的营养。控制糖分摄入至关重要。专家建议，每人每日游离糖的摄入量不应超过 30 克（详见第 17章），但在英国实际的摄入量是推荐量的 2 倍，在美国则是 3 倍，其中大部分糖分来自含糖食品和饮料。通常情况下，大部分糖分在到达大肠前就已经在小肠被吸收了，但如果摄入量过多，未被小肠吸收的糖分就会进入大肠，促进有害菌的生长。偶尔的甜蜜放纵不会造成太大问题，因为肠道菌群具有很强的适应能力。然而，如果日常饮食中充斥着含糖食品，而富含纤维的水果、蔬菜和全谷物的摄入量不足，就会对肠道微生物组产生不利影响，引起肠道健康问题。

糖会滋生不快和焦虑吗？答案是肯定的。研究显示，摄入过多的添加糖与心理健康状况恶化有关。每天摄入 67 克以上添加糖的人，5 年后患精神疾病的概率比每天摄入 40 克以下添加糖的人高出 23%。[10]

虚假的甜味

人工甜味剂让食物和饮料品尝起来甜甜的，但不会增加热量，也不会让你的血糖水平发生波动。但它们对人体健康有多大好处呢？关于人工甜味剂，很多毫无根据的谣言满天飞，吓得人们心惊胆战。事实上，人工甜味剂不会致癌，但可能会对肠道有影响。不过，就像乳化剂一样，关键在于种类和用量，且不能一概而论。比如，三氯蔗糖[11] 和糖精[12] 都不会影响我们的肠道微生物组。有些人工甜味剂与微生物组的变化有关，进而影响血糖水平，不过这种影响似乎是高度个体化的，因人而异。[13]

这样看来，我们应该回归食用糖，而不是人工甜味剂吗？现在还不是时候。如果甜食在你的饮食中占比很大，或者你的血糖水平控制不住（比如你是 2 型糖尿病患者），选择代糖还是能起到一定的缓解作用的。

谁才是影响健康的元凶？

超加工食品实际上是低营养密度食物的另一种说法，只是它目前更广为人知。在全球范围内，低营养密度食物造成的死亡人数比其他任何风险因素都要多，[14] 而且与许多疾病都有关联。

你的大脑和肠道需要多种营养，而不仅仅是纤维。一项针对 230 多名囚犯展开的研究提供了一个完美的场景，充分展示了我们的大脑是如何利用营养来发挥良好功能的。众所周知，监狱里的伙食都很普通，谈不上精致，营养往往也不全面。在这项研究中，囚犯被随机分成两组：一组每天服用多种维生素和无味的 ω-3 脂肪酸补充剂，另一组则服用安慰剂，至少持续两周。结果表明，服用安慰剂的囚犯没有任何变化；而服用补充剂的囚犯的反社会行为明显减少，犯罪率降低了 25% 以上。[15]不过，补充剂只含有少量营养素，它们在食物含有的 2.6 万种生化物质中的占比非常小。[16]

小结

- 你的肠道细菌十分依赖纤维，但我们摄入得太少了。
- 纤维摄入不足会对你的肠道微生物组和你的健康产生有害影响。
- 我们吃下了太多低营养密度食物，这导致肠道细菌无法获得它们喜欢的纤维和身体茁壮成长所需的多种营养。

· 有的乳化剂和甜味剂可能会对你的肠道细菌产生负面影响，但它们通常只存在于少数食物中。

· 如果你只是有限度地摄入乳化剂和甜味剂，同时摄入大量高营养密度食物，也是可以的。

第 8 章

"洁净"的肠道并不快乐

过度清洁，与自然脱节

环境中处处都有微生物，我们却偏偏对清洁着了迷。首先，环境和个人卫生对健康和幸福来说至关重要，这当然没错。清洁让我们喝上了干净的饮用水，远离传播疾病的啮齿动物；我们还时常洗手，保持良好的个人卫生，阻断危险细菌的传播。清洁也让我们的生活更加惬意。中世纪的人们一年才洗一次澡，身上尽是异味的日子已经一去不复返了。最开始，清洁是为了吸引人。维京人在入侵英国后，每周洗澡、修剪胡须、梳理头发，如此一来，和英国男性相比，他们气味清新、皮肤洁净，很快就赢得了英国女性的芳心。1867 年，外科医生约瑟夫·李斯特发表了一篇论文，阐述了术前洗手和杀菌的重要性，直到此时我们才意识到无菌环境对于健康和疾病治疗的革命性意义。而在此之前，一个简单的手术都可能导致患者死亡。李斯特的建议彻底改变了医疗护理行业，患者的术后存活率和康复率都有了显著提升，消毒程序开始普及。

然而，到了今天，我们却要反思一下，自己对消灭细菌的执着是否过犹不及？我们总觉得细菌都是坏的、有害的，必须不遗余力地消灭它们，其结果就是，在有害菌引发的传染病减少的同时，人体的自身免疫疾病发病率却在迅速增加。自身免疫疾病指免疫系统发生故障，错误地攻击人体健康的细胞、组织和器官。肠道微生物组在发展和调节健康的免疫系统方面起着至关重要的作用。

有一种理论认为，由于我们对污垢的厌恶、对洁净家居环境的追求，以及久坐不动和城市化生活方式的普及，我们很难接触到肠道菌群所需的多样化的有益菌种。也就是说，我们与大自然、富含微生物的土壤、新鲜的户外空气及这个星球上的众多其他动物隔离开了。

我们需要接触更多的微生物，它们可以丰富我们的肠道微生物组。它们进入人体后，会先在肠道中停留数日，然后继续一路向下。它们可以训练我们的免疫系统学会识别"好人"和"坏人"；免疫系统也有自己的"国际刑警组织"，负责监视已知的"不法分子"。这些微生物可以帮助免疫系统分辨有害菌和"无害平民"，并对其进行分类，这样当有害菌再次出现时，免疫系统就能识别出它们并进行适当的反击。

抗生素大战细菌

抗生素是有史以来最重要的医学发现之一。在短短 100 多年的时间里，抗生素改变了现代医学的面貌，使人类的平均寿命延长了 20 多年。[1]抗生素可以杀死有害菌或阻止它们生长，从而治疗或预防某些类型的细菌感染。

当免疫系统无法战胜细菌感染时，便需要借助抗生素。长期以来，科学家主要关注有害菌，而忽视了其他细菌。使用抗生素后，它会进入肠道，并像其他营养物一样被消化吸收。抗生素在人体内循环，最终到达感染部位。不过，由于抗生素是通过肠道进入人体的，它的副作用之一就是严重影响肠道菌群。这些细菌可能要在抗生素疗程结束的很长一段时间（如数月）之后才能恢复如初。

如果你受到细菌感染，而医护人员给你开了口服抗生素，你就应该服用。否则的话，细菌感染可能会对你和你的肠道造成更大的伤害。不过，我们都要小心的是，过度使用抗生素，尤其是不恰当地使用抗生素，会对肠道微生物组造成十分有害的影响。例如，抗生素对大多数常见咳嗽等病毒感染不起作用。在人类生命的头 5 年，这一点尤为重要，因为这是发育中的微生物组脆弱的窗口期。在此期间使用过多抗生素的婴童可能会出现长期健康问题，患哮喘、过敏和自身免疫疾病的风险更高，日后患焦虑症或抑郁症的可能性也更大。[2,3] 对成年人来说，如果在中年时期长期使用抗生素，就可能会使记忆力、思维速度减慢及注意力变差，这一负面影响甚至会持续 7 年。[4]

使用抗生素后，我该怎么做？

使用抗生素后，你的肠道菌群可能需要 6 个月的时间才能恢复，而且不一定能完全恢复，[5] 但大部分情况下应该不会太差。怎样才能最好地保护你的肠道微生物组？

益生菌可能并不是最优解。益生菌是一种已被证明具有特定保健作用的细菌，通常以补充剂或饮料的形式存在。多项研究表明，在服用抗生素的同时服用益生菌会有一定的益处，比如可以预防抗生素引起的腹泻。但是，益生菌补充剂有时也可能有害。一项研究发现，在使用抗生素后服用益生菌会减慢肠道微生物组的恢复速度；在这种情况下，它不一定"益"处多多。[6]这要看服用的是哪种益生菌，且还需要更多的研究来佐证。

纤维！纤维！ 前面我们已经说过，你吃下的食物会影响肠道微生物组的构成。在服用抗生素后的几个月里，你可能不需要服用益生菌，而应该摄入更有利于肠道菌群恢复的食物，行为上也要更关注肠道健康。在使用抗生素之前、期间和之后，纤维尤其能保护肠道微生物组。[7]

未来会如何？ 使用抗生素后最快的恢复方法可能是进行粪菌移植（FMT）。[8]值得注意的是，这仍然是一个不断发展的试验性领域，建议在肠胃病专家的指导下进行。

微生物与环境

气候变化显著地破坏了微生物的生存环境，从土壤到水体再到空气。我们不断地与充满微生物的环境互动，我们接触每一个事物时，都会发生微生物交换。频繁的洪水和强烈的降雨可能会污染水源，使我们面临更大的细菌性肠道感染风险。除此之外，还有其他对肠道微生物组的威胁，比如空气污染等。空气污染已经被证明会改变人类肠道微生物组的构成，产生危险的代谢物，破坏肠道屏障，引发过度炎症。空气污染也可能会对你的大脑功能产生严重影响，并与行为变化、精神健康问题和神经退行性疾病有关。[9]

小结

- 肠道菌群的多样性正在减弱，这可能会给人体健康带来严重的负面影响。
- 我们与微生物丰富的自然环境的接触越来越少。
- 过量或不恰当地使用抗生素，杀死了许多肠道细菌，这可能需要6个月或更长时间才能恢复。
- 气候变化和空气污染也会对肠道微生物组产生负面影响。

第 9 章

孤独的身体，孤独的肠道？

你是否越来越孤独？你有多少朋友？你又愿意在社交上付出多长时间？过去的 20 年里，这些数字都在大幅减少。[1] 社交活跃度的降低也会给你的肠道微生物组带来问题，这是因为通过握手、拥抱、接吻等行为，我们可以从对方身上获得新的细菌，微生物也会在人们之间互相传递。1990 年，在美国的一项相关调查中，只有 3% 的人说他们经常感到自己很孤独。而到了 2023 年，有 17% 的人说自己感到孤独，而且这已经比新冠感染疫情期间的数据好多了。[2] 线下工作纷纷转为线上工作，这除了让人们不用把家务都堆到周末做，对缓解孤独感没任何帮助。孤独的人的肠道细菌往往不够多样化，这通常又与健康状况不佳相关联。[3] 与世隔绝对大脑也没有好处，它会使痴呆的发病风险增加 50%，[4] 患抑郁症和焦虑症的风险也更高。所以，孤独感会实实在在地给人体健康造成严重影响。

一些科学家认为，某些肠道细菌可能已经进化到鼓励宿主的身体加强社交的程度，这样它们就可以在人与人之间扩大势力范围。[5]社交行为会释放出催产素这种强大的神经肽，它通常也被称为"拥抱激素"或"爱的激素"，能让你放松下来，与他人自在相处。研究表明，某些肠道细菌可能参与了催产素的释放，进而影响个体的社交倾向。此外，一些研究也揭示了肠道细菌与人的个性特征之间的潜在联系，比如，你有多认真负责，你有多大的同情心。[6]

当你与他人互动时，你也在与他们身上数万亿的微生物互动。如果你用手摸脸、嘴或拿东西吃，就会不断地把外界的新细菌带入口腔，甚至可能会带入肠道。细菌居住在你身体的各个部位，从里到外。你会与周围的人不断交换微生物，以至于你的肠道微生物组可能与你朝夕相处的人更相似，而非远方的亲人。[7]你与某人共同生活的时间越长，你们的肠道微生物组就会变得越相似。你与某人接吻的次数越多，你们口腔中的细菌类型或口腔微生物组就会越相似。接吻10秒钟或更长的时间会转移8 000万个细菌，[8]包括有益菌和有害菌。有些细菌只是肠道中的过客，有些细菌则可以舒适地在舌头表面建立长期殖民地。研究人员提出，你与恋人的第一次亲吻实际上起到了评估伴侣的作用，通过它我们可以品味到对方唾液中某些"兼容"的化学物质，而这些物质中的一部分是由舌头上的菌群产生的。[9]也许在未来，我们不再需要通过约会软件寻找爱人，而是会咨询我们的"细菌顾问"。

小结

- 孤独感与肠道微生物组的多样性降低有关。
- 与他人互动有助于将新的细菌引入你的肠道微生物组。

- 通过皮肤接触、亲吻等，我们持续不断地与他人交换彼此的微生物。
- 与不常见面的亲人相比，你的肠道微生物组跟与你同住的人更相似；而且，你与某人同住的时间越长，你们的微生物组就越相似。

第 10 章

压力下的肠 - 脑耗竭

压力，我们对它再熟悉不过了，不管我们愿不愿意，它早就成了我们日常生活的一部分。根据英国心理健康基金会（Mental Health Foundation）于 2018 年完成的规模最大、最全面的国内压力调查，[1] 有 3/4 的英国成年人表示，在过去的一年中，他们曾在某个时刻因为备感压力而不知所措、无法应对。当你感受到压力时，你的身体可能会表现出各种不适，比如心跳加速、肌肉紧绷、胸闷、磨牙和胃部翻江倒海等。这些不适其实是大脑启动了求生系统，拉响了警报，想要把你从危险中解救出来。交感神经系统会接管你的身体，引导血液从消化系统流向肌肉，让你随时准备战斗或逃跑。远古时期，我们的祖先不想成为鳄鱼的下午茶，所以"或战或逃反应"很有用；而今天我们往往只需要处理一些工作文件，或者从一个街区走到另一个街区，这并没有太大的生命危险，此时或战或逃反应的出现就显得有些不合时宜了。

适度的压力其实并非坏事，它甚至能帮助你在面试或演讲中表现得更出色。短暂的压力过后，你的身体很快也会回到正常状态。但是，如果压力长期、反复地出现，就可能会对肠道健康造成严重影响。如果你的身体因持续的压力而长期处于紧张状态，就像一列火车不断地绕着同一个站台飞驰而过，身体的指挥中心（火车站站长）将不得不竭力协调其他"火车"的运行，而这会把你的身体运行规律（车辆运行时刻表）搞得混乱不堪。负责或战或逃反应的交感神经系统（火车的油门）会变得过于活跃，负责休息和消化的副交感神经系统（火车的制动器）则疲于使身体恢复平衡。对肠道而言，首先，食物会更难以消化；其次，压力还会影响肠道细菌，改变它们产生的代谢物以及色氨酸在人体内的利用方式。[2]当身体的压力反应过于频繁或持续时间过长时，免疫系统的反应方式也会发生改变，如同火车脱轨般引发过度炎症，进而导致一系列健康问题，甚至是疾病。长期压力与癌症、2型糖尿病和心脏病有关，[3]并可能会引发抑郁症和焦虑症等精神疾病。

耗竭自查

反复的压力会导致耗竭（burnout），它是一种精神上感到疲惫、倦怠、疏离、孤独，以及失去满足感的状态。以下问题中回答"是"的越多，说明你的耗竭程度越严重，可能需要寻求支持。

- 你是否经常感到疲倦或精疲力竭？是/否
- 你是否感到疏离和孤独？是/否
- 你是否感到力不从心，以至于小问题变成了大问题？是/否
- 你是否觉得自己做事拖拖拉拉，需要花更长时间才能完成？是/否
- 你是否觉得自己总处于紧张和崩溃的边缘？是/否

压力与肠-脑连接

肠道微生物组可以帮助你应对压力。肠道细菌及其代谢物可以中和与压力有关的有害分子，就像在争吵中扮演调解者的冷静而理性的朋友一样。但如果你的微生物组受到破坏，它就不能很好地做到这一点，甚至根本做不到。小鼠实验表明了压力是如何迅速影响肠道微生物组的。如何让小鼠感到紧张？让它们闻猫粪。对压力有较强适应能力的小鼠与不善于应对压力的小鼠，它们的肠道微生物组是不同的。[4] 当你长期处于压力之下时，有益菌可能难以繁盛，致使有害菌开始接管肠道。此后，如果你再遇到更多的压力，肠道就无法像以前那样帮你应对了。健康的微生物组可以在短期的压力过后得到恢复，[5] 但当它受到持续压力的干扰时，它会慢慢失去恢复力，犹如一根失去弹性的橡皮筋。不论你吃得有多营养，如果你经常处于压力之下，你的肠道微生物组也会随之衰落。

大脑通常会受到血脑屏障的保护，避开有害分子的伤害，但在反复的压力之下，血脑屏障可能会发生渗漏，使有害的炎症分子趁机通过。[6] 海马是大脑的学习和记忆中心，尤其容易受到伤害。"压力激素"皮质醇长期处于高水平状态与情绪障碍和海马萎缩有关。[7] 反复的压力会操控你的神经递质，包括"快乐激素"血清素，从而改变你的情绪和思维能力。当你处于压力之下时，大脑的某些部分会被激活，让你无法如常做出理性的决策。因此，你可以很容易地理解长期压力与耗竭、认知能力下降，[8] 以及阿尔茨海默病等神经系统疾病的发病风险增加之间的关系。

压力与情绪化饮食

压力也会改变你的饮食方式。我不知道你会怎么做，当我压力很大时，我会翻箱倒柜地找东西吃。并非人人都想暴饮暴食：40%的人在压力大的时候会吃得更多，40%的人则会吃得更少。[9]压力性进食之所以发生，是因为人们想借助吃下食物的感觉来缓解负面情绪。当你感受到压力时，皮质醇水平的升高会影响某些神经元，使它们对美味的食物更加敏感，从而引发进食的动机，即使身体并没有向大脑传递饥饿的信号。

压力会让进食这件事变得不舒服，从而给肠道微生物组带来负面影响。2018年，英国政府对4 600多人进行了调查，其中近一半的人表示，他们因为压力而吃得太多或吃得不健康。[10]那些经常感到孤独的人，他们大脑中与食物渴求有关的区域往往更活跃，与自我控制有关的其他区域则不太活跃。[11]

伤心的肠道

抑郁。虽然抑郁症的病因很复杂，而且可能会因人而异，但诸多研究（主要在动物身上进行）揭示了微生物组会如何影响某些抑郁症状，比如炎症和压力。[12]与许多其他失调和脑部疾病一样，抑郁症患者的微生物组往往与众不同，多样性不足，促炎性有害菌较多。[13]甚至，在将抑郁症患者捐献的肠道微生物移植到大鼠体内后，大鼠出现了些许人类的抑郁症状，它们的行为模式也发生了改变。[14]某些肠道细菌还能改变抗抑郁药的效果，比如，有些细菌能使抗抑郁药更好地发挥作用，另一些则相反。[15]

焦虑。焦虑与肠道症状之间存在密切联系，对有些人来说，压力和焦虑会让他们立刻冲向卫生间。焦虑症患者与非焦虑症患者的肠道微生物组也存在差异。[16]在一项研究中，参与者服用益生菌纤维后，他们的焦虑症状得到了缓解，尤其是那些很容易焦虑的人。[17]

肠易激综合征。它是一种肠-脑交互障碍，如果肠道微生物组和大脑沟通不畅，就可能引发一系列肠道症状，比如反复发作的腹痛、腹泻或便秘（或两者兼有）。肠易激综合征患者的肠道和大脑之间存在着明显的联系，压力通常会诱发症状；38%的肠易激综合征患者有焦虑症状，超过27%的患者有抑郁症状，这些数据是非肠易激综合征患者的两倍。[18] 针对大脑的非饮食疗法，比如肠道定向催眠疗法和瑜伽，已被证实与低FODMAP（发酵性寡糖、双糖、单糖、多元醇）饮食法一样，都能有效缓解肠易激综合征的症状。[19] 对于患有肠易激综合征的人来说，调整饮食也可以改善他们的心理健康，地中海饮食对于肠道和心理症状都有缓解作用。[20]

精神益生菌。对益生菌补充剂的研究激发了科学界对肠道微生物组与大脑之间联系的兴趣，这些补充剂被称为精神益生菌。现在，越来越多的人类试验正在进行中。虽然并非所有的精神益生菌都有一致的效果，但许多研究表明它们具有抗焦虑和抗抑郁的特性，凸显了肠道与大脑之间的联系。其他精神益生菌研究强调了肠道微生物组对大脑功能和表现的作用。例如，给小鼠使用抗生素，杀死了它们肠道中的许多细菌，减弱了它们大脑生成新脑细胞的能力，但给它们补充益生菌后，这一能力又增强了。关于益生菌的更多信息，请参阅附录"常见问题"部分。

压力和情绪与肠道有什么关系?

- 你的身体能够适应短期压力。偶尔的压力基本无害,还能帮助你更好地适应环境。
- 你的肠道微生物组对长期压力特别敏感。压力会改变肠道微生物组的组成,而健康的肠道微生物组可以帮助你应对压力。
- 压力也会改变你的饮食方式,导致一些人暴饮暴食,或者吃大量不健康的食物。压力会使通过饮食改善肠道微生物组变得更加困难。
- 焦虑/抑郁症患者与不患病的人的肠道微生物组有很大不同。

第 11 章

肠 - 脑力量的开发

如何改善肠道思维

如果对肠道微生物组加以改善，大脑是否能更好更快地思考？这个想法很大胆，也令人激动。许多研究表明，认知能力（尤其是学习与记忆能力）与肠道微生物组有关联。[1] 最初，人们发现没有肠道微生物组的小鼠，其海马中的神经元水平较低，而海马是负责记忆和学习的脑区。另一项研究中，感染了有害菌的小鼠在压力状态下的记忆力很差，但如果给它们服用益生菌，这种情况就会得到改善。[2] 一些针对益生菌能否改善人类大脑表现的研究得出了不同的结果，有的显示益生菌对大脑有帮助，有的则显示益生菌对大脑没有显著影响，还有的显示益生菌会使大脑表现更差，[3] 这说明我们还不了解该如何利用、挑选合适的细菌作为补充剂。

能影响脑力的不仅仅是益生菌，还有可能是益生元。例如，在用于识别阿尔茨海默病早期迹象的标准化测试中，服用了几个月益生元的老年人，其表现变得更好，这表明他们的记忆力有所改善。[4]

在上述研究中，一些认知益处被归因于肠道微生物组对免疫系统的积极影响，即它能帮助抑制过度的炎症反应，而长期持续的炎症可能会对大脑造成损害或减弱其功能。说回小鼠实验，当这些小鼠被喂食低纤维高脂肪的饲料时，它们的微生物组出现了失衡，肠道屏障的内膜变得薄弱，为有害菌打开了通道，使它们能够沿着迷走神经进入大脑。这些小鼠的神经炎症水平显著上升，众所周知，神经炎症是众多神经系统疾病的先兆，这些疾病往往会导致认知功能的下降。然而，当研究人员调整小鼠的饮食，将它们重新置于健康的饮食环境中时，小鼠的肠道屏障得到了修复，有害菌的迁移路径被阻断，神经炎症也逐步得到了缓解。[5]

衰老的肠–脑连接

随着年龄的增长，肠道和大脑的运转速度会逐渐减慢，这是长寿的标志，也是人步入暮年的自然规律。肠道屏障和血脑屏障变弱，其放行有益菌、阻挡有害菌的效率降低；肠道细菌慢慢丧失多样性；免疫细胞的工作时间延长，并开始出现功能紊乱，攻击肠道和大脑中的神经元，进而导致炎症。将年轻小鼠的肠道微生物组移植到年老小鼠体内，可以逆转与它们年龄相关的认知能力衰退。[6]类似的研究凸显了肠道微生物组终其一生对大脑的直接影响，不过，我们还需要更多的人体研究来确证这一点。

阿尔茨海默病是否始于肠道?

研究者希望通过改善肠道微生物组来预防甚至治疗阿尔茨海默病。两者之间似乎存在潜在的肠-脑联系,患有特定肠道疾病的个体可能更容易并发阿尔茨海默病。如果一个人患有炎症性肠病,他患阿尔茨海默病的概率会增加6倍;如果一个人患有胃炎(一种胃黏膜发炎的疾病),他患阿尔茨海默病的概率会增加2倍。[7]阿尔茨海默病患者的肠道功能往往更加紊乱,细菌的多样性降低,有害菌趁机滋生。[8]研究人员将阿尔茨海默病患者的肠道微生物组移植到健康小鼠体内后,小鼠的大脑出现炎症,在记忆测试中的表现变差,海马中新生的神经元数量也变少了。[9]

帕金森病呢?

在过去的30年中,帕金森病已成为全球发病率上升最快的脑部疾病。[10]它是一种与年龄相关的疾病,会导致大脑的部分功能退化,尤其是负责控制运动能力的黑质。令人信服的早期证据表明,帕金森病始于肠道而非大脑。便秘、痉挛和腹胀等肠道问题可能在帕金森病的典型症状出现的前几年甚至前几十年就已经发生了。帕金森病患者的肠道微生物组也与健康人不同,他们的肠道产生的对人体有益的短链脂肪酸较少,而炎症性代谢物较多,肠道屏障内膜也更容易渗漏。[11]科学家发现,在帕金森病的早期阶段,肠道神经元中存在错误折叠的蛋白质α-突触核蛋白。[12]将α-突触核蛋白注入小鼠肠道后,它会沿着迷走神经进入大脑,并在那里选择性地杀死能产生多巴胺的神经元(多巴胺与身体的运动能力密切相关)。

目前，相关研究仍处于早期阶段，而且大部分证据都来自小鼠实验。不过，肠道微生物组与大脑健康和认知功能之间的关系似乎比我们想象的要密切得多。帕金森病和阿尔茨海默病的发展过程可能早在数十年前就已经开始了，关键在于尽早采取健康的生活方式，以降低发病风险。你的饮食习惯不仅会影响你当前的大脑功能，还能长期保护你的大脑健康。毕竟，维护认知能力不仅仅是为了降低神经退行性疾病的发病风险，它还与你的学业成绩、职业成就、情绪状态及思维和记忆能力紧密相关。本质上，这能让你感觉自己处于最佳状态，并且能够脱颖而出。谁不希望这样呢？

小结

- 不平衡的肠道微生物组会引发连锁反应，损害你的思维能力。
- 肠道微生物组可能与阿尔茨海默病和帕金森病有关。
- 健康的饮食方式与提升认知功能及降低神经退行性疾病的发病风险有关，包括阿尔茨海默病和帕金森病等。

接下来，我们会聊到有关肠道的哪些知识？

本书第三部分将会讨论你要怎样做才能更快乐、思维更敏捷，并让你的肠道细菌以你为荣。第四部分将会讨论如何搭建属于你自己的肠-脑框架，让大脑重新与肠道连接。第五部分"天才肠道法"介绍了10项秘诀，旨在帮助你维持最佳状态。在本书的末尾，作者介绍了将这些步骤付诸实践所需的工具包，包括自评表、纤维对照表、常见问题等。但首先，请开始阅读第三部分吧。

第三部分

————

肠－脑问题解决方案

第 12 章

西蓝花不是新的百忧解

西蓝花不是新的百忧解，食物也不是药物。我早就说过了。

听到这句话，你可能会大吃一惊。毕竟，这与互联网上的许多专家说的正好相反。我当然明白，"以食为药"这一观点的出发点很好，它简单明了，能让我们意识到食物对自身健康的重要作用，也实实在在地促使很多人在三餐中加入营养更丰富的健康食物。

但是，不论怎么说，食物都不能替代药物或治疗。如果完全"以食为药"，将疾病归咎于饮食，这就忽视了其他致病因素。它会让癌症患者或抑郁症患者认为，他们是因为饮食方式有问题才生病的，或者如果他们改变了饮食习惯，身体就会痊愈。

对某些人来说，他们的饮食可能会改变他们的健康状况和感受。但在许多疾病面前，饮食只占其中一小部分原因，甚至可能是无关因素。认为单靠食物就能"治愈"疾病的想法会让患者感到羞愧、内疚和压力，甚至可能会耽误患者寻求合适的治疗或帮助，一心认为仅靠"完美"的饮食他们就会康复。疾病是一个复杂的谜题，食物可能只是其中的一块拼图，而它这一块的大小和重要性可能千差万别，甚至与疾病完全无关。

医学具有以下几个特点：

- 以治疗疾病为目的。药物专门用于治疗某种疾病或症状。
- 有针对性效果，有精确的剂量和处方。
- 对治疗某种疾病或症状有效。经过严格的临床试验，也能达到一定的治疗标准。

而食物的特点是：

- 保持身体的健康和功能。食品提供的能量和营养有助于维持人体从消化系统到中枢神经系统的顺畅运作，并非专门为特定问题或目标而设计。
- 有助于预防疾病和支持康复。这可能取决于疾病、症状及其对个体的影响，通常可以作为整体疗法的营养支持部分。

食物和药物在保持人体健康方面发挥着不同的作用。食物不是药物，但这并不意味着它对你的健康来说不重要。在本书中，我们将一起深入探讨这块拼图中的一角：它有多大、多重要，主要取决于你的身体状况。

人体内的肠道、肠道微生物组与大脑之间的相互作用，构成了一个迅速发展的新兴科学领域。仅仅 20 年前，关于肠道微生物群的研究几乎是一片空白，而现在相关的论文数量已接近 6 万篇。与此同时，关于肠道与大脑之间联系的研究也是最近才兴起。像许多前沿科学领域一样，早期的相关研究成果大多源自小鼠实验，这些实验揭示了因果关系，但还需要进一步在人类身上加以验证。此外，对人类的观察性研究也揭示了一些规律，尽管这些研究并不足以确立因果关系。小鼠实验的优势在于成本较低，而且研究者能够深入观察小鼠体内的情况，还能控制那些在人类研究中可能造成混淆的变量，比如居住环境、饮食习惯和运动量等。这些研究帮助我们识别了哪些细菌可能产生影响，以及它们的作用机制。小鼠实验极具价值，但小鼠毕竟不是人类。如今，有关人类研究的数量正在迅速增长，而我们从小鼠实验中取得的许多发现，仍需在严格控制的人类实验中加以验证。我们应该正视目前所了解的知识，并意识到仍有许多未解之谜亟待解开。

第 13 章

肠-脑的快乐秘诀

食物能不能让你更快乐呢？想象一下，当你从烤箱中取出一盘热腾腾的布朗尼蛋糕时，浓郁的巧克力香气迅速弥漫于整个厨房。那一刻，你急不可待，没等到它完全冷却，就已经咬下一大口香浓的黑巧克力，太美味啦。回到段首的问题，这样的想象场景肯定会让你毫不犹豫地回答"是"。你可能会认为，食物能让你在一瞬间获得味蕾的极致体验和满格的幸福感。其实，将目光放长远些，你会发现能让你更快乐的其实是水果和蔬菜，而不一定是蛋糕。你对水果和蔬菜的摄入量可以预测你对生活的满意度和幸福感，吃得越多，可能就越快乐。[1] 据估计，即使每天只多吃一份水果或蔬菜，也会对你的精神健康产生类似于连续一周每天散步 10 分钟的积极影响，[2] 换句话说，即使是这些微小而简单的改变，也会给你带来长久的好心情。

这听起来是不是有点儿牵强和奇怪？这是因为，我们往往只从预防疾病和延年益寿的角度考虑食物和营养，而忽略了当下健康会给你带来怎样的感受，以及会如何调节你的情绪、能量水平和思维能力。

　　当然，我们不可能一直快乐，没有什么是一成不变的，情绪也会自然而然地发生变化。不过，目前的研究发现，你的饮食和肠道微生物组同精神健康的关系比我们想象的更加密切。你吃下去的东西并不能完全消除暴躁、悲伤和沮丧的情绪，而是会提升你的幸福基线；一旦你的情绪偏离正轨，它就会像一双援助之手，将你拉回正轨。食物会从两个方面对你产生影响：其一，小肠会吸收食物中的营养和能量，这会直接影响你的身体；其二，余下未消化的食物将进入大肠，成为肠道细菌的能量来源。初步证据令人鼓舞地表明，肠道微生物组可能与我们的情绪状态紧密相关，其中特定的肠道细菌与我们体验到更多的积极情绪（如幸福、快乐、感激和满足感）似乎存在一定的联系。[3]

　　肠道细菌勤勤恳恳地做着幕后工作，以下是它们的"工作概述"。[①]

"快乐激素"血清素

　　肠道细菌有助于管理"快乐激素"血清素的水平。大多数血清素都是在肠道中产生的，但由肠道制造的血清素无法穿过血脑屏障到达大脑去影响你的情绪。因此，你的"快乐激素"需要在大脑中制造。色氨酸是一种至关重要的氨基酸，广泛存在于富含蛋白质的食物中，对于合成血清素至关重要。由于其小巧的分子结构，色氨酸能够轻松穿过血脑屏障，进入大脑，并参与血清素的制造。此外，肠道微生物组也在其中扮演着关键角色，它们协助大脑获取足够的色氨酸，以合成血清素。色氨酸在人体内扮演多重角色，参与多种生理过程，并非仅限于血清素的

───────────────

① 请注意，我们对肠-脑相互作用的理解目前大多来自对小鼠的研究。为了简明扼要，我在本节中没有直接提到这一点，但在其他章节中已尽量提及了。与任何新发展的科学一样，在小鼠身上进行的研究需要在人类身上得到证实。

合成。值得注意的是，肠道微生物的平衡状态会直接影响色氨酸在不同生理过程中的分配和使用。在抑郁症、肠易激综合征和多种神经系统疾病中，色氨酸的代谢失衡现象尤为显著。[4]

"欲望分子"多巴胺

肠道细菌的构成深刻影响着个体的饮食动机，这种影响通过调节大脑中多巴胺的水平来实现。当多巴胺的释放量减少时，个体对特定食物的动机也随之降低；相反，多巴胺水平的升高则会增加个体对某些食物的渴求和寻求行为。[5,6] 值得注意的是，尽管人体内约有 50% 的多巴胺是在肠道中合成的，但这些多巴胺也无法穿过血脑屏障进入大脑。为了在大脑中合成多巴胺，必须有酪氨酸这种氨基酸的存在。肠道细菌在为大脑提供足够的酪氨酸以合成多巴胺方面发挥着关键作用。[7]

情绪基线的调整

肠道细菌似乎能带动情绪在整体上变得积极，从而回归正常情绪水平。哈佛大学在 2023 年进行的一项研究表明，某些肠道细菌与更正向的情绪和更强的情绪自我调节能力相关，而那些压抑自己感受的人显示出较弱的肠道细菌多样性。[8] 你的大脑情感中心杏仁核，对肠道微生物组的变化尤为敏感。[9] 摄入特定种类的纤维同样有助于你的情绪从消极转向积极，而这些纤维是肠道细菌的美食。[10]

是缓解压力，还是增加压力？

压力会影响你的肠道细菌，改变它们产生的代谢物及色氨酸被身体利用的方式。[11] 一个拥有大量有益菌的多样化肠道微生物组就像一个小型的压力缓冲器，可以帮助你的身体应对压力；如果肠道微生物组失衡，天平向一边倾斜，日渐式微的肠道细菌就更难制衡越发严重的压力了。多大的压力才算大？在小鼠身上，持续两周的压力足以明显改变它们的肠道微生物组，并使它们变得更加焦虑。[12] 我们的面前并不是暗淡无光：某些类型的益生菌补充剂已被证明有助于缓解压力。

抑制过度炎症

过度炎症与许多症状、疾病和失调有关，比如抑郁症、阿尔茨海默病等。失衡的肠道微生物组会削弱肠道屏障，使本该在肠道内的化合物和细菌"泄漏"到人体内，引发炎症反应。如果肠道微生物组健康、多样，它将有助于肠道屏障保持坚固，并产生有益的代谢物，与免疫系统携手维持人体的健康与平衡状态。

提升脑力

选择均衡的饮食方式可以促进大脑中海马的体积增长，海马是掌控学习与记忆能力的核心脑区，对我们的认知水平有着重要影响。[13] 某些肠道有益菌可以增进脑力，而对于那些思绪不佳的人，他们的肠道内往往充斥着容易引发炎症的有害菌。[14] 服用益生元和益生菌被证明有利于肠道微生物组，进而帮助人们提升记忆力，增强专注力。

缓解焦虑

焦虑与肠道之间有着密切的联系。如果你的肠道有问题，你就更容易情绪低落和焦虑，反之亦然。多项研究表明，通过饮食改变肠道微生物组，可以帮助人们缓解焦虑。[15] 虽然焦虑可由多种因素引起，但催产素会影响你的焦虑程度。[16] 肠道细菌通过迷走神经与大脑沟通，影响催产素的释放量。[17] 不同个体肠道菌群组成的差异也与个体性格有关，比如社交能力。

饱腹感和对食物的满足感

肠道细菌依赖于你的饮食来获取养分。它们能够调节与食欲和饱腹感相关的激素分泌，向大脑发送信号，指示你何时开始或结束进食。它们以纤维为食，产生短链脂肪酸，进而促进肠道饱腹激素的释放。它们还能影响你的食物渴求，甚至可能会改变你对食物味道的感知。[18]

我们是被微生物控制的僵尸吗？

与其说我们是被微生物控制的僵尸，不如说我们已经反客为主，找到了共赢的方法。如今的人类的确依赖肠道细菌，[19] 并且找到了利用它们及其代谢物的方法。甲之砒霜，乙之蜜糖。

什么是健康的饮食方式？

对肠道细菌影响最大的因素之一就是你的饮食。食物对大脑健康有双重影响：从小肠吸收到血液中的营养成分会直接影响大脑健康；当余下的食物到达大肠时，肠道细菌会再次吸收所需营养，产生有益健康的代谢物。当我们谈论食物和情绪时，就不能绕过一项具有里程碑意义的研究，它真正将肠道与大脑之间的联系引入了学界视野，尽管当时的研究团队没有足够的资金来采集微生物组的样本。这项研究名为"SMILES试验"，它也是首个将食物作为抑郁症治疗策略的随机对照试验。①

SMILES试验于2017年在澳大利亚墨尔本进行，由营养精神病学领域的领军人物费利丝·杰克教授领导。她的研究团队招募了67名抑郁症患者参加为期12周的SMILES试验。其中半数的参与者在营养师的指导下采取地中海饮食（坚持这种饮食方式可以改变肠道微生物组），而对照组的参与者仅接受社会支持，他们有机会与他人交流生活琐事和兴趣爱好。

什么是地中海饮食？

地中海饮食是一种备受关注的饮食方式，它主要以丰富的水果、蔬菜、全谷物、豆类和豆制品、坚果和种子、特级初榨橄榄油、油性鱼类及瘦肉（如鸡肉和火鸡肉）为主。这种饮食方式可以为肠道微生物组提供丰富的纤维和其他有益化合物。尽管被称为地中海饮食，但它实际上代表了一种全球性的饮食方式，强调植物性食物、鱼类和瘦肉的摄入。

试验结束后，研究团队被眼前的结论惊呆了！在改变饮食方式的抑郁症患者中，有1/3的人经临床诊断已经康复。他们越是严格地遵守地中海饮食，症状的改善就越明显。[20] 从那以后，又有许多研究表明，健康、均衡的饮食对缓解情绪和焦虑有很大帮助。[21] 此外，地中海饮食还有助于提高脑力，[22] 降低认知能力下降和患痴呆的风险。[23] 你可以翻到本书末尾，查阅天才肠道法的10个秘诀，它们能够帮助你按照这些方式调整饮食。

---

① 需要注意的是，抑郁症是一种非常复杂的精神疾病，其病因可能因人而异，需要采取个性化的治疗方法。

增加纤维摄入量

我已经反复强调你吃下的食物会改变你的能量、心情和健康状况。如果有一种饮食习惯能对你的肠道健康和肠道微生物组产生最大的影响，那就是多摄入纤维，多吃从植物性食物中提取的粗粮，这也是地中海饮食的一个主要特点。每多摄入 5 克纤维，抑郁症的发病风险就会降低 5%。[24] 多摄入纤维的人往往在认知测试中的表现更好，比如记忆力和解决问题的能力；[25] 此外，纤维含量高的食物营养密度往往也很高，这会为你的肠道、大脑及全身提供充足的营养。纤维对保持肠道健康而言至关重要，某些类型的纤维已被证明有助于你的情绪和思维。我们稍后将探讨这些不同类型的纤维，但最重要的是，努力达到每天 30 克纤维的建议摄入量。

如何才能多摄入 5 克纤维

食物	摄入量	纤维（克）
混合坚果	2 小把	5.1
梨	1 个	4.9
树莓	1/2 杯	5
焗豆	1/4 罐	5.1
红腰豆	5 汤匙	5.1
豌豆	4 汤匙	5.6
毛豆	1/2 杯	4.2
抱子甘蓝	8 颗	5.3
西蓝花	4 小朵	5

食物	摄入量	纤维（克）
绿扁豆/粽扁豆	5 汤匙	5.5
全麦意大利面	一中份	5
麸皮麦片	一小份	5.4
燕麦粥	1 杯	6.2
碎小麦	1/2 杯	4.7
黑麦脆面包	3 片	6
亚麻籽	2 汤匙	5
奇亚籽	1/2 汤匙	5.9
可可固形物含量为 70%~85% 的黑巧克力	1/2 板	5.5

如何达到每日 30 克纤维摄入量

每天摄入 30 克纤维，这似乎是一个很难达成的目标。但事实上，你也不必为了达成它而总吃"佛陀碗"（一碗由蔬果、肉类、主食组成的沙拉）。读完本书后你会惊喜地发现，每天摄入 30 克沙拉是件轻松愉快的事。

以下是一份日常饮食建议清单，它能帮你每天至少摄入 30 克纤维。记住，这只是一个大致的参考，毕竟每个人吃的食物和种类都不一样。我只是想通过这份清单告诉你每种食物大概含有多少克纤维，但你可以根据自己的情况来调整。

食物	摄入量	纤维含量（克）
早餐——隔夜燕麦		
燕麦粥	35 克	2.7

食物	摄入量	纤维含量（克）
开菲尔酸奶	200 毫升	0
混合坚果	小半把（15 克）	1.3
奇亚籽	1 茶匙	2.6
胡萝卜	1/2 根胡萝卜碎	1.3
苹果	1/2 个苹果碎	1.0
蓝莓	100 克	1.5
肉桂	1/2 茶匙	0.6
蜂蜜	1 茶匙	0
	早餐总计	11
午餐——托斯卡纳白豆、羽衣甘蓝和番茄意面		
全麦意大利面	60 克	5.3
鹰嘴豆	60 克	3.9
罐装西红柿	1/2 罐或 200 克	1.6
羽衣甘蓝	1 杯	0.7
大蒜	1 瓣	0
马苏里拉奶酪	1/2 个球	0
	午餐总计	11.5
零食		
苹果	1 个	2.1
可可固形物含量为 85% 的黑巧克力	2 小块（30 克）	3.3
	零食总计	5.4

食物	摄入量	纤维含量（克）
晚餐——鲑鱼配香草酸奶、青豆、豌豆和小土豆		
鲑鱼	1 长条切片	0
希腊酸奶	2 汤匙	0
柠檬汁	1 茶匙	0
混合香草（如莳萝、薄荷和罗勒）	1 汤匙	0
青豆	60 克	2.5
豌豆	60 克	3.3
新土豆	3 个	2.3
	晚餐总计	8.1
	一日总计	36

遵循这份食谱，每餐至少可以摄入 8~10 克纤维。别担心，一切都很简单，我们共同努力，就能达成目标。10 个保持天才肠道的秘诀，也是为了帮助你在不知不觉中达到每天 30 克纤维的摄入量。这些都是简单实用的策略，既不占用大脑空间，又可以切实改善你的肠道微生物组，增强肠-脑连接。

什么是"精神益生菌"？

令人兴奋的益生菌研究表明，某些类型的细菌有助于缓解我们的焦虑和压力，改善我们的记忆和情绪，还有助于抗抑郁药物更有效地发挥作用。这些研究凸显了肠道与大脑之间联系的力量，并增加了人们对这一研究领域的兴趣。不过在这里，我认为有必要告诉大家，益生菌补充剂并不像药物那样受到严格监管。这就意味着，目前市场上的许多益生菌产品很难保证疗效和质量。

　　和其他所有的补充剂一样，益生菌补充剂重点在于"补充"，是"锦上添花"，而非"取而代之"。它的作用是改善饮食、辅助药物治疗，而非全盘替代。通常情况下，服用益生菌是安全的，如果你有兴趣尝试益生菌，可以放心地采取行动。然而，在开始服用之前，如果你正在接受其他药物治疗、免疫系统较弱、处于孕期或尚未成年，那么你应该先咨询专业医生的意见。我建议你先尝试使用8周，如果在这段时间内你感觉健康状况有所改善，那自然是最好的结果！但如果效果不明显，那么你可能需要考虑将资源投入其他可能更适合你的健康方案。请记住，饮食对于肠道的整体健康仍然至关重要。想要了解更多关于精神益生菌的信息，请翻到本书后记部分，或参阅"常见问题"部分。

第 14 章

你的肠－脑密友

饮食是影响肠道健康的关键因素之一，但其他因素同样重要。为了维护肠道和大脑的健康，以下是一些必要的因素：

- 均衡且营养的饮食
- 避免饮酒过度
- 管理压力水平
- 积极运动
- 避免久坐，尤其是在白天
- 确保充足的睡眠
- 定期进行社交
- 亲近自然，享受阳光

虽然这是一本关于食物的书，但这并不是说其他重要因素就不存在了。我不会面面俱到，但我确实想强调其中一些因素，以及它们如何支持你的肠道、肠道微生物组和大脑健康。你可以把它们当作保持身心健康的几个窍门。

让身体动起来

任何能够提高心率的活动都可以被视为运动，你的肠道、免疫系统及大脑都会因此受益。运动与肠道微生物组多样性密切相关，它可以促进有益菌的生长，从而产生特定的短链脂肪酸。此外，运动还能对你的心理健康产生深远的正面影响，其对情绪的改善效果可与某些抗抑郁药物相媲美[1]——它们都是通过大脑中相似的途径发挥作用的。[2]

运动能增加流向肠道和大脑的血液，为它们提供新鲜氧气和营养物。对你的肠道来说，这有点儿像室内设计师给房间粉刷墙壁、摆放家具和垫子。它能帮助你的肠道更好地运转，有效输送食物，保持肠道屏障的健康，肠道细菌也会茁壮成长。如果流向大脑的血液增加，你的思维就会更敏锐、更灵活，这种状态至少能持续2个小时。[3]每当你活动身体、提高心率时，你的大脑就会释放出大量神经递质（多巴胺、血清素、去甲肾上腺素和乙酰胆碱），像极了儿童节上"砰"的一声喷出来的彩条和闪片。

你现在可能已经意识到，你的肠道菌群是一个"忙碌的机构"。对小鼠的研究表明，肠道细菌会影响小鼠运动的积极性。没有肠道微生物组的小鼠并不热衷于在围栏里奔跑，它们的多巴胺奖赏回路没有被激活，未产生"我喜欢这样，我还想这样"的感觉。相比之下，有肠道微生物组的小鼠却非常热爱运动。它们的肠道细菌产生了一种叫作脂肪酸酰胺的代谢物，这种代谢物刺激大脑分泌大量"我喜欢，再来一次"的多巴胺，使它们总想去跑步。[4]

现在我们知道，所有能提高心率的运动都对肠道和大脑有益，至于协调性运动，它似乎对长期思维能力的影响尤为突出。[5] 顾名思义，协调性运动注重肢体间的协调配合，涵盖舞蹈、瑜伽、体操等项目，以及网球、足球、曲棍球等团队竞技运动。这类运动比在健身房机械地重复单一动作要复杂得多，能够更有效地激发大脑的活跃度。集体性和互动性运动还能通过增加社交频次进一步促进大脑健康。研究显示，结合身体和脑力活动的运动，对于提升思维能力极为有益，并且有助于延缓阿尔茨海默病患者的脑功能衰退。[6] 我们应该将大脑视为肌肉，通过锻炼，它将变得更强健，表现更出色。

最适合你的运动，是那些你既喜爱又能长期坚持的运动，就是这么简单。找到一种你喜欢并能坚持下去的运动方式，先从很小的运动量开始，然后逐渐增加。就算没有健身房会员卡也没关系，试试瑜伽、网球或舞蹈吧。记住，运动是一种享受，而不是一种惩罚，我们要让它变得有趣起来。2~3 个月，这似乎是大多数人坚持或放弃一个运动计划的分水岭时间。那些能够挺过这个阶段的人更有可能在接下来的至少 6 个月里坚持这项运动。[7] 你无须强迫自己进行长时间的运动，30 分钟的运动和一个小时或更长时间的运动在改善情绪和减少焦虑方面同样有效。[8] 重要的是先动起来，即便是跳 5 分钟的舞蹈也能改善你的情绪，使你的精力更旺盛。[9]

睡眠有益大脑

睡眠对于维持人体健康是必不可少的，但不幸的是，我们中的大多数人都缺乏充足的睡眠。我们不仅缺乏足够的睡眠时间，深度睡眠的质量往往也不尽如人意。即使有机会延长睡眠时间，许多人也会将它视为一种懒散的行为，牺牲睡眠时间则被错误地视为一种值得赞许的行为。

这种观念显然是相互矛盾的。在睡眠期间，大脑会给自己充电，从而恢复精力，自我修复。睡眠对于保持大脑的最佳性能和做出明智决策至关重要。睡眠不足会削弱前额叶皮质的功能，使你感到疲倦，并可能会增加你对甜食和安慰性食物的渴求，[10] 同时会让你感到更加饥饿。[11]

睡眠质量不好会给你带来什么感觉？

如果睡眠质量不好，你会有什么感觉？你的情绪会因此改变吗？

_____

_____

如果睡眠质量不好，你的精力会如何？

_____

_____

你是否觉得睡眠质量不好改变了你的饮食习惯？你容易饥饿吗？

_____

_____

你是否觉得在睡眠质量不好的情况下更难吃得健康，或者更难为了健康做出积极的改变？

_____

_____

我们能否通过改善睡眠质量来维持肠道微生物组的平衡？肠道菌群的构成与睡眠质量密切相关，你的肠道微生物组越多样化、肠道有益菌的数量越多，你的睡眠质量就会越好。[12] 当小鼠的肠道微生物被广谱抗生素杀死后，它们的睡眠时间和质量都会受到影响。肠道细菌和生物钟一样喜欢规律的作息，在固定的时间睡觉和起床有助于改善你的睡眠质量，也有利于肠道细菌的繁盛。与睡眠时间有规律的人相比，将起床或睡觉时间改变 90 分钟，会导致有害菌肆虐，身体健康状况也会更差。[13] 同时，肠道细菌似乎也喜欢早睡——睡得早与富有多样性的肠道微生物组相关。[14]

哪些食物有助于睡眠？

有证据表明，酸樱桃汁可以帮助你提高睡眠质量。[15] 在一项研究中，科学家让参与者每次饮用 30 毫升的酸樱桃汁，每天两次，持续一周。结果表明，饮用酸樱桃汁而非安慰剂的参与者每天的睡眠时间多了 25 分钟，睡眠质量提高了 5%~6%。[16]

善于交际的肠道细菌

肠道细菌喜欢与外界互动。许多进入你肠道的新细菌不仅来自食物，还来自你呼吸的空气、接触过的物体表面和人。在早期生活中，你母亲的肠道微生物组与你的肠道微生物组之间有着特别紧密的联系，随着年龄的增长，这种重合度会逐渐减小，但不会消失。即使你已经 80 多岁了，你也很可能与你的母亲共有某些类型的肠道细菌。[17] 同样，在你小时候，你也与你的父亲共同拥有某些类型的肠道细菌。在你 4 岁时，你与父亲共有的肠道细菌种类和你与母亲共有的一样多。[18] 这种共有肠道细菌的情况通常发生在你与某人共同生活的时候，而在你成年后，你与谁共同生活的时间越长，[19] 即使你们不是恋人关系，你们共有的肠道细菌也会越多。

我们同他人的联系也与自身幸福有关。自 1938 年以来，世界上持续时间最长的幸福研究已经进行了数十年。[20] 每隔两年，研究人员都会询问参与者关于他们生活的具体问题，结果发现，在与幸福、健康和长寿相关的所有问题中，有一个问题是最重要的，那就是良好的人际关系。只要与朋友进行一次高质量的交谈（最好是当面交谈，电话或网络交谈也有一定的帮助），它就能对你的情绪产生积极的影响。[21] 拥抱不仅能让你感觉良好，还有利于你的健康，保护你远离压力和感染，会使生病的你症状减轻。[22] 这就是与他人联系的力量。

友谊的质量是预测幸福感的最强指标之一。[23] 当你与朋友交谈时，你的血压会降低，压力会减轻，并释放出令你感觉良好的内啡肽。而且，友谊的质量比数量更重要。只要有 3 个及以上的好朋友，你的生活满意度就会大大提高。[24] 即使是与普通的熟人或友善的陌生人交流，也能提升我们的心理健康水平。[25] 我以前住在伦敦，家附近有一个小小的水果摊，就在车站外面，我每天至少会经过那里一次。摊主热情、厚道，每当我经过，我们总会开心地聊上两句。在日常生活中，即便是微不足道的小事，也能为我们的生活增添一抹亮色。这对肠道细菌而言同样适用，我们与体内的微生物伙伴都依赖联系才能茁壮成长。

微生物森林

仅仅在自然环境中待上 10 分钟，就能改善精神健康状况。[26] 一茶匙土壤中含有的微生物数目比世界总人口还多，它们对于土壤健康非常重要。在一项小型研究中，一群成年人每次将手放在一桶土中揉搓 20 秒钟，每天 3 次。持续 2 周后，研究人员发现这个简单的动作增加了他们肠道细菌的多样性。[27] 原来，小朋友爱玩土对他们的肠道细菌也大有好处。如果你家附近有花园或公园，不如多去那里转转吧，这对你的肠道微生物组来说是件好事。

第 15 章

如何逗笑不开心的肠道?

大脑和肠道之间有着直接而紧密的联系,比如,只要一想到吃东西,你的胃就会开始分泌胃酸准备消化食物。如果你备感压力或心烦意乱,就会影响肠道的正常工作;反过来,当肠道出现问题时,它也会向大脑发出信号,如果问题得不到解决,你就会情绪低落或感到焦虑。在长期受肠道问题困扰的人中,有 50%的人是先出现焦虑情绪,然后在 12 年内出现肠道问题的,另外 50%的人则是先出现肠道问题,然后变得情绪低落或感到困扰的。[1]

你有便秘、腹泻或腹胀的问题吗?不如试试下面这些方法,来"逗笑"你不开心的肠道。如果你的症状没有得到缓解,并经检查未患胃肠疾病,我建议你去找饮食专家或注册营养师咨询一下,他们可以为你提供个性化的建议。

缓解便秘的方法

　　你的肠道蠕动节奏是否变慢了，需要更长的时间才能排出大便？你的大便是硬块状的吗？你是否很难把大便排干净？便秘问题并不应该被忽视和遮掩。它会导致胃痛、恶心和疲劳，还会影响肠道微生物组和大脑的健康。排便次数较少的人，他们的肠道有益菌较少，而促炎性有害菌较多。同时，他们的认知能力较差，与每天排便一次的人相比，在认知功能方面至少老了 3 年。[2]

排便姿势与踏脚凳

　　人类的肠道还没有进化到喜欢你坐在瓷马桶上排便的程度。因此，我们需要采取蹲姿、膝盖朝上，通过直立的通道顺畅排出大便，而当你坐在马桶上时，这条通道就不再笔直了。直肠是肠道的最后一部分，它

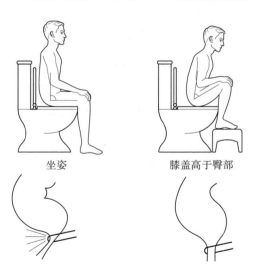

坐姿　　　　　　　　　　膝盖高于臀部

图 5　如何改变坐姿以促进排便

是一条短短的肌肉管道，控制着你的排便方式。但当你坐着排便时，它就会弯曲并收窄出口。如果你有便秘问题，坐姿排便就会更困难。为了让直肠直立、括约肌放松，你可以在马桶前方放一个矮凳，将双脚放在凳子上，身体略微前倾，抬高膝盖，使其高于臀部。

不要忽视排便冲动

一旦你有了想大便的感觉，千万不要忽视它。压制这种冲动会让你更难排便，因为这会扰乱身体的自然节律。

有助排便的饮食

日常饮食对缓解便秘很重要。你应该多吃富含纤维的食物，因为纤维能很好地保存水分，让大便变得柔软，更易排出。由于纤维会吸收水分，你也需要多喝水，否则你可能还会便秘。但要注意，对一些便秘严重的人来说，摄入过多的纤维会使情况变得更严重。如果你有便秘问题，可以试试以下这些食物：

- 每天吃 2 个猕猴桃。[3] 猕猴桃含有大量的纤维，能保存水分，使大便更柔软，更容易排出。
- 每天 2 次，每次吃 4~5 个西梅（50 克）。[4] 西梅中含有山梨醇，这种糖醇存在于某些水果中，有助于保存水分，软化大便。

如果你需要其他纤维补充剂，可以去药店买洋车前子，用水冲服。它能在肠道中形成凝胶，使大便软化，促进排便。

规律进食

随意改变作息或略过一餐不吃，可能会加大排便难度。规律的饮食习惯对于缓解便秘至关重要，因为它有助于身体养成固定的消化节奏。进食能够刺激肠道蠕动，规律进食有助于维持这一自然过程。特别是早餐，因为当人从睡眠状态转为活动状态时，肠道也会开始蠕动。这些方法协同作用，有助于我们顺畅排出体内的废物。[5]

适时出手的益生菌

益生菌的科学机制非常复杂，目前相关研究仍处于早期阶段。一般来说，你不需要靠益生菌来支持你的肠道微生物组，但某些类型的益生菌可以帮助你缓解特定症状。比如，缩短肠道传输时间，软化大便使其更容易排出，[6] 缓解腹胀等。[7] 较为典型的益生菌包括若干种动物乳双歧杆菌，[8] 如乳双歧杆菌Bi-07[9] 或乳双歧杆菌DN-173010。[10]

减轻腹胀的方法

腹胀一般属于正常现象，尤其是在饭后。但是，如果它让你感觉特别不舒服，可以试试以下方法：

- 少食多餐：一餐进食太多会使消化系统负担过重，加剧腹胀。我们可以尝试少食多餐（如少吃正餐，上下午各吃一次点心），帮助肠道有效消化食物，缓解腹胀。
- 薄荷油胶囊和薄荷茶：薄荷油胶囊含有高浓度的薄荷醇，薄荷茶中也有少量的薄荷醇。薄荷醇可使胃部肌肉放松，并降低痛觉肌纤维对不适的敏感度。[11]

- 避免吞咽过多气体：进食或饮水过快、吞下大量空气、饮用含气饮料，都会引起腹胀。喝饮料时，尽量啜饮，而不要大口吞咽；吃东西时，可以在咀嚼每一口食物的间隙将餐具放下，减慢进食速度。
- 避免在胃部周围包裹紧身衣物：紧身衣物会给胃部带来压力，加剧腹胀。宽松的衣服有助于胃部在消化食物时自然扩张和收缩，这样就不容易腹胀了。
- 低强度运动：饭后散散步可以帮助消化，让食物通过肠道，减轻腹胀。

如果你认为自己是由于不耐受、过敏或生病而腹胀，请去看专业医生。更多相关信息请参阅本书的"常见问题"部分。

止泻的方法

腹泻会导致身体流失大量水分，所以一定要及时补充水分。如有需要，也可以服用一些液体补充剂。

- 少食多餐：与腹胀一样，大量进食会使敏感的消化系统超负荷运转，加剧腹泻。试着三顿正餐少吃一点儿，中间吃些零食。
- 避免摄入咖啡和酒精：咖啡会增强便意，加剧腹泻。大量的酒精会促进肠道释放水分，加快食物通过肠道的速度。
- 避免吃辛辣和油腻的食物：油腻食物会加剧腹泻，因为其脂肪含量很高且难以分解。辛辣食物含有辣椒素，会刺激肠道黏膜，起到通便的作用。

- 避免吃无糖口香糖：无糖口香糖的甜味通常来自山梨醇，它会使腹泻更加严重。
- 试试益生菌：如果你因肠胃不适而腹泻，布拉氏酵母菌 CNCM I-745 已被证明有助于在几天内缓解由病毒感染引起的腹泻。[12]

第四部分

———

为你的肠－脑健康而食

第 16 章

一种全新的饮食方式

当我意识到完美的饮食习惯并不存在时，我的生活发生了翻天覆地的变化。放下对完美饮食的执念，以平和的心态对待食物，无负罪感、无压力地进食，这才是真正的肠-脑思维。

在这一部分，你将会看到维持肠道健康背后的指导原则。不过，这里并不会讲述关于西蓝花或发酵食品的内容（暂时还没有）。从表面上看，这可能与肠道健康完全无关，你可能想直接略过不读。我希望你不要这样做，因为接下来的几页是让健康饮食为你所用的关键，也是后文提到的 10 个天才肠道秘诀的基础。我们要谈论的是一种肠-脑思维模式，因为肠道与大脑的关系是双向的。除了与肠道有关的问题，在你的头脑中，那些关于食物的想法和信念是如何影响你的感觉和饮食习惯的？

肠-脑思维涉及很多来自行为科学的概念，并受到直觉饮食法的影响。在直觉饮食法中，你不会复盘你吃了什么，而是会追随你喜欢的味道和吃完后的感觉来进食，并根据身体发出的饥饿和饱腹信号来决定吃多少以及什么时候停下。它教你听从自己的直觉，善待自己的大脑。这种方法有助于增强精神健康，减少焦虑和低落情绪，让你更爱自己的身体，相信自己的感觉，减轻自己的压力。[1,2]

为什么要这样进食？

原因有很多……

- 它让你更容易吃到更多对肠道有益的食物，也更有可能坚持下去。[3]
- 它能帮助你把注意力集中在积极的方面，让你吃下更多对肠道有益的食物，而不是减少食物的总摄入量。
- 它能减轻肠道细菌不喜欢的压力和焦虑。
- 它能减轻你的精神负担，因为精神负担会消耗你的能量。
- 所有食物百无禁忌。
- 它能令你更愉悦！

世上没有"完美的饮食"

"别吃那个！对你的肠道不好！"你听到别人这样说。

"10种对肠道细菌有害的食物，千万别碰！"社交媒体上到处都是这样的文章。

这些所谓的"规则"，其实根本没有用。

我不喜欢给饮食制定规则，因为这些规则往往对你的肠道健康有害而无益。它们通常会围绕减少或避免摄入某些食物展开，让人们无端产生了严重的食物焦虑，这对肠道细菌来说适得其反。它们让日常生活变得更有压力，限制了肠道细菌的多样性。而且，如果你真的听信这些减少了食物种类，你的消化功能很可能会变得更差。

虽然某些食物被认定为对肠道健康有益，但如果你只把关注点放在肠道微生物组上，那么你可能会忽视身体其他部位的营养需求。如果你只关注如何滋养肠道细菌，那么你可能不会摄入足够的蛋白质来维持肌肉，或者缺乏对大脑至关重要的维生素 B_{12}。虽然这些营养素不像纤维那样直接有益于肠道细菌，但它们对于整体健康至关重要，也会间接有益于肠道细菌。

仅把食物分成"好的"和"坏的"，未免过于简单。如今，有些食物甚至会被形容成"毒药""营养连纸板都不如""比吸烟还有害健康"，这些夸张的说辞大多数情况下都是为了吸引你的目光。作为一名科学家，要想指出真相与谬论之间的细微差别，并不那么容易，因为社交媒体常会断章取义，将完整的句子分割开来传播。而且，若非这些二次加工的信息已经街知巷闻，你根本就无法发现它们。只有少数时候，你说的话才会被如实传播。一般来说，点击量越高意味着：第一，这篇文章通篇都是错误；第二，它将科学进行了夸张的演绎。这类文章中常见的说辞包括："有些食物的营养价值比其他食物高多了""一些营养价值较低的食物反而会给你带来健康快乐"，"如果你偶尔吃些不太健康（营养价值较低）的食物，这对你的健康或肠道绝对不会有影响"，等等。营养学看似千变万化，毕竟这些文章和短视频总在博人眼球，但实际上，营养学知识一直都是这些。只不过，直白地告诉人们应该多吃水果、蔬菜、全谷物和其他植物性食物，显得有些老生常谈。所以，最后还是那些无稽之谈获得了更多的流量和曝光。

你不妨放平自己对待食物的心态：

• 这味道不错！我喜欢，多吃一点儿没关系。

- 我什么都吃，只要总量保持平衡就好。

- 我要吃这个并享受其中，这样就不会过分沉迷了。

- 一顿饭或一天的饮食并不能决定我的健康状况。

我理解为何人们热衷于为饮食设定规则，因为这听起来似乎既简单又有序，还便于执行。事实上，设定规则的问题在于，营养摄入不是"非黑即白"——遵守即成功，违背即失败。你偶尔也会想打破规则，吃点儿自己喜欢吃的。毕竟，你是一个有真情实感的人，而不是一台冷冰冰的机器。这也是人生的一部分乐趣所在。

放松一些，灵活一点儿，学学你的肠道细菌吧。肠道健康状况不是一顿饭、几天或一周就能决定的。你的祖先只能时不时地吃到食物，还有可能一天是肉，另一天是浆果。在这种情况下，肠道细菌已经学会了高度适应你吃下的东西。同时，肠道细菌是长期主义者，它们更关注你经年累月的饮食习惯。如果你每天吃 3 顿饭，一年下来就是 1 095 顿饭。即使这其中有 219 餐对肠道不是很好，也没有太大关系，因为你余下876 顿饭吃的都是营养均衡的饭菜。

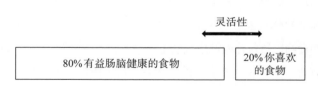

图 6　灵活掌握，达到平衡

希望你能将你学到的营养学知识，包括这几页的内容，在大多数时间里付诸实践，但不必让它们成为你生活的全部。当你和朋友去意大利餐厅吃饭时，尽情点一份你最爱的肉酱意面吧！或者，在你忙碌到没有空闲、很累、压力很大的时候，点份比萨饼外卖才能真正抚慰你的心，它也带来了能量和营养。有时候，你可能真的不想再吃沙拉了，但改天又想吃。试着与这些情况和平相处吧，不要觉得这些是对自己的"放纵"。

我们需要摄取多种食物以达到营养均衡的健康状态，同时我们也要认识到食物能给我们带来切实的快乐。法国人喜欢法棍面包、葡萄酒、奶酪和牛角面包，但他们的饮食也没有失控，不是吗？

吃块蛋糕，尽情享受它的绵密香甜，再安心地放下叉子吧！

健康饮食意味着：

- 吃你喜欢的食物，不吃你讨厌的食物。
- 满足你的能量和营养需求。
- 吃肠道微生物组喜爱的食物（大多数情况下）。
- 选择能够长期坚持的饮食方式。
- 灵活一点儿，不必遵守什么规则。
- 不限制吃任何食物，而是去享受食物。
- 尽情享受吃巧克力、蛋糕和饼干等食物的时刻，不必有负罪感。
- 不要总是饥肠辘辘，肚里有粮，活力难挡！

什么是健康饮食？

- **不那么健康的食物**：指营养密度较低且对健康无益的食物。这些食物往往令人心情愉悦、美味可口，总的来看，它们也是均衡饮食的一部分，偶尔吃一吃不会有害健康。
- **更健康的食物**：指营养成分更丰富且对健康有益的食物。我们应该多吃这种食物，但也要切合实际，并能长期坚持。
- **对肠道有益的食物**：这些食物有助于你的肠道微生物组苗

壮成长，比如水果、蔬菜、全谷物、坚果和种子、豆类和
豆制品。

- **食物渴求**：指想吃下某种或某些食物的强烈冲动，它可能
会让你吃得过饱。当你过度疲劳、过分饥饿、压力很大或
心情很差时，你对食物的渴求可能会比平时更强烈。

肠-脑的放空时间

苦涩的回味——餐后的恼怒：

- 我吃了那么多薯片——我为什么要这样？
- 我不该吃的。我真失败。
- 为什么我就是控制不住自己？

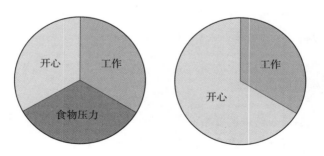

图 7　你每天的精神状态

有时候，我们真的对自己太苛刻了。你躺在沙发上，不知不觉吃了
一整包薯片，或者在开车回家的路上吃了一顿快餐。随后，你可能会冲
到健身房，锻炼得比平时久，或者对第二天的饮食格外小心。这些充满

负罪感的想法会占据你的大脑空间，让你感到痛苦。把你用来思考生活琐事的时间细分一下，看看其中有多少花在了饮食及其带来的压力上。

吃下那个甜甜圈之后，如果生活继续，会怎么样呢？在一项研究中，参与者每人得到一个甜甜圈。研究人员会安慰其中一些人，不要因为吃了甜甜圈而感到内疚或自责，结果这些人吃了甜甜圈后不仅感觉好了很多，下一餐的进食量也比那些因为吃了甜甜圈而自责的人更少。[4]

大脑是如何操控你选择食物的？

大多数人都知道，我们需要吃更多的水果和蔬菜，但为什么我们偏偏做不到呢？这并不是因为你懒惰或没有毅力，你吃下的东西往往体现了你的感受和连你自己都忽略了的内心情绪。

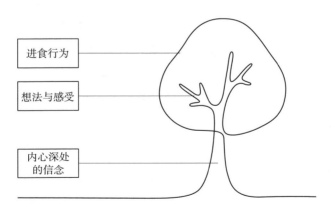

进食行为

想法与感受

内心深处
的信念

图 8　你的食物选择

当你结束了一天的辛勤工作，备感压力或情绪低落时，食物可以为你带来安慰。这本身并无不妥。然而，若食物成为你唯一的慰藉，摄入更多有益肠道健康的食物就会变得困难重重。

我喜欢把食物选择看作一棵树。树叶是你的饮食行为，是你采取的看得见的行动，比如下班后躺在沙发上舒服地吃巧克力。你能看到的只是树叶部分，树枝、树干及树根则是被掩盖的深层感受与体验。

> 树叶：舒服地吃巧克力。
>
> 树枝：感到压力重重、疲惫和饥饿（为什么会这样？工作挑战？人际关系？）。
>
> 树干：认为巧克力是"坏"食物，应该避免。因无法"控制自己"而感到内疚和羞愧。

你往往会忽略树枝，而它代表了你的想法、感受和心情。

树枝与树干的连接，象征着你内心深处关于食物与身体的信念体系、记忆与联想。这解释了即便是为了健康而做出简单改变也显得异常艰难的原因，因为问题远非表面那么简单，尤其是当情感需求驱使你走向相反方向时。有时，尽管你拥有看似"完美"的外表，坚信自己所做的一切都是正确的，但你也可能会与自己的感受和信念——那些构成你内在的树枝与树干——做斗争，并因此感到悲伤和不快。其实，真正重要的是整棵树的健康，它才是让你真正感觉良好的东西。了解你所做食物选择背后的机制（尤其是在面对生活挫折时，它可能是你唯一的应对机制），这将对你大有帮助。

戒糖只会加剧对碳水的渴求

饥饿、疲倦或压力都会引发我们对食物的过分渴求。减少或避免吃下你想吃的食物，只会让你对它的渴求更加强烈。[5]这就好比，越是有人告诉你不要去注意房间里的大象，你就越会满脑子都是那头大象！多项研究表明，不吃某些食物并不能解决问题。比如，在一项研究中，研究者发现对于刻意不吃巧克力的女性，在给她们提供巧克力后，她们吃下去的巧克力比其他女性整整多出一倍。[6]

当你控制不住想吃东西的时候，试试这样做：

• 确认自己的感觉：累了吗？饿了吗？打电话给朋友会有帮助吗？饿的时候，饱餐一顿会有帮助吗？或者吃你想吃的食物，但在盘子里再放些坚果、蔬菜、鹰嘴豆泥和切碎的水果？

• 如果你不饿，就等上10分钟，让自己放松一下：这种"哦，我喜欢"的进食冲动来得猛烈，但去得也快，可能10分钟后就平息了。离开厨房和餐桌，去另一个房间待上一会儿。四处走走，也有助于缓解你对食物的渴求。[7]

• 渴求还没过去？那就吃些东西并享受其中，然后潇洒地从这种感觉中走出来！健康不仅仅是营养达标。慢下来，细细品味，食物的口感如何？是顺滑还是爽脆？是甜还是咸？让你立刻做出改变很困难，不如采取"长期渴求策略"，这会对你调整饮食习惯有所帮助。

长期渴求策略

尝试把你最想吃的食物有规律地纳入一周的饮食计划，这样就能降低它的诱惑力，以及你吃下它的负罪感。把它与营养丰富的其他食物（如水果、坚果和种子、鹰嘴豆泥和黑麦饼干）搭配起来吃，可以一举两得。你既能吃到自己喜欢的食物，又能感到满足和幸福。

使肠-脑关系保持和谐的工具

保持肠-脑关系的和谐，并不一定要大费周章。做出一些微小的改变，让自己的热情保持下去，效果也会很好。记住，你、你的大脑和你的身体是最亲密的伙伴。

- 用耐心和好奇应对负面想法。消极对待自己没有什么好处。请耐心、好奇地了解你为什么会有负面想法，以及这些负面想法的来源。
- 重新思考你的想法。这个想法是真实的吗？请重新思考它，以充满同情心的方式。
- 想象你正在和朋友聊天。试着把自己从情境中抽离出来，客观地思考问题，就像一个朋友正在与你分享这个想法一样。你会对他们说什么？我们往往会善待他人，却很难做到善待自己。
- 找到一句适合你自己的口号。比如：
  - 我与自己和解了。不完美才是人生常态，没关系。
  - 食物不仅能够提供营养。我享受食物带给我的快乐，它们让我感觉良好。
  - 所有食物都是健康饮食、均衡营养的一部分。

第 17 章

糖：吃还是不吃？

糖不是毒药。你可以吃糖，同时也能保持身体健康，两者并不矛盾。

真正的问题并不在于吃糖，而在于人们吃了太多糖。我们对糖分摄入感到担忧的原因是，大多数含有添加糖或游离糖的甜食，其营养密度并不高，如果你摄入很多这样的食物，就意味着你吃了很多对肠道无益的食物。这些甜食当然也是一种方便的能量来源，但如果我们持续摄入超过身体所需的能量，无论是否因为糖，都会引发健康问题。这就是为什么健康专家建议，每人每天最多摄入 30 克游离糖（约 7 块方糖）。然而，真实的数据是，英国男性平均每人每天摄入 56 克游离糖，女性为44 克。男性的实际摄入量几乎是建议摄入量的两倍。这听起来可能令人沮丧，但这并不意味着你不能吃任何含糖的食物。30 克的游离糖，给你留下了偶尔吃点儿甜食的余地。

为什么有些糖并不像你想的那么糟糕？

- 糖能提供能量。

- 你的身体天生就能消化糖。身体会释放胰岛素，帮助你控制血糖水平的上升。即使你的血糖水平偶尔会飙升，你的身体也有能力将血糖水平恢复正常。

- 糖让食物变得美味！

添加糖或游离糖会影响你的肠道微生物组吗？如果你摄入适量的添加糖或游离糖，那么无论如何，大部分糖都不会进入你的肠道菌群栖息地——大肠，因为超过95%的单糖在小肠中就被吸收了。但是，如果你经常摄入大量的添加糖或游离糖，小肠吸收不了的糖分就会进入大肠，从而削弱肠道细菌的多样性，还会促进有害菌的生长。[1]

糖的"外包装"很重要！

糖是一个广泛的概念，包含很多种类。许多食物天然就含有糖，比如水果、牛奶和谷物。这些糖会被"封装"在食物细胞内，不会那么快被肠道消化吸收，糖分会缓慢地向血液中释放。它们还含有多种其他营养素和生物活性化合物。与之相对，有些糖却会"游离"于食物细胞之外，并被迅速吸收，即游离糖。长期摄入过多的游离糖（超出能量需求），会增加我们患心脏病和其他疾病的风险。因此，我们需要警惕的是摄入过多的添加糖或游离糖，而不是水果、牛奶和全谷物等食物中天然存在的糖。游离糖存在于通常添加到其他食物中的砂糖、蜂蜜和糖浆中。果汁也含有游离糖，因为榨汁过程会去除水果细胞壁中的纤维，把糖的"外包装"拆掉。因此，建议每人每天饮用不超过150毫升的100%纯果汁，即一小杯或半杯果汁。不过，果汁含有多种维生素和矿物质，可算作每天的果蔬摄取量的一部分。有大量证据表明，适量喝100%纯果汁对人体健康有益，[2]如果你喜欢喝纯果汁，不用因为担心摄入糖而忍痛割爱。

关于糖的弥天大谎

天然糖更好

龙舌兰糖浆、椰子糖、枫糖浆和蜂蜜常被标榜为比普通砂糖更健康的选择，但实际上，它们在营养成分上的差异微乎其微。这些替代品可能含有少量维生素和矿物质，但通常不足以对人体健康产生显著影响。

水果对人体有害

虽然水果中含有糖，但这些糖是缓慢释放的。除此以外，水果中还含有大量其他营养素和化合物。"不要吃水果"完全是谬论。在支持肠道细菌的多样性和协助肠道细菌制造短链脂肪酸方面，水果和蔬菜的作用同样重要。你可以吃完整的水果，也可以将水果切块拌入冰沙，以保留水果中的纤维。

甜味剂致癌

甜味剂可以提供甜味，但不能为人体提供任何糖分。因此，如果你患有糖尿病，那么甜味剂可以帮助你控制血糖水平。有很多关于甜味剂的谣言，某些小鼠实验将甜味剂与癌症及肠道微生物组的变化联系起来。但事实上，这些小鼠实验使用的甜味剂的量往往超出正常范围。目前，对人类的大量相关研究显示，甜味剂与癌症之间没有相关性，[3]甜味剂对人类的肠道微生物组或其产生的短链脂肪酸也没有害处。[4]

大部分游离糖来自哪些食物?

在英国，人们摄入的大部分游离糖都来自某些特定类型的食物。其中，

- 25%来自饼干、面包、蛋糕、早餐谷物和其他谷物食品。
- 26%来自砂糖、糖果、果酱和甜酱。
- 15%来自含糖软饮料。
- 10%来自酒精饮料。
- 6%来自果汁。

下表列出了典型的零食和饮料，以及它们的游离糖含量。通常情况下，含糖饮料很容易让你每天的游离糖摄入量超过30克。但我希望你也能看到，偶尔吃几块饼干或一个牛角面包不会破坏饮食均衡。你吃的每种食物不一定都是营养丰富的。断绝所有含糖食物更有可能导致暴饮暴食、内疚、羞愧，也会让你感觉自己非常糟糕。

食物/饮料	规格	游离糖（克）
可口可乐	330毫升	39
红牛	250毫升	28
冷蓝色佳得乐	500毫升	20
梦龙雪糕	1大瓶	20
葡萄适	380毫升	17
果汁	150毫升（1小杯）	16
玛格丽特鸡尾酒	150毫升（1小杯）	14
苹果酒	330毫升	14

食物/饮料	规格	游离糖（克）
金汤力鸡尾酒	250 毫升	13
汤力水	250 毫升	12
雪碧	330 毫升	11
牛奶巧克力棒	2~4 条（20 克）	11
香草冰激凌	1 勺	10
水果酸奶	1 罐	10
可可固形物含量为 70%的黑巧克力	2~4 小块（20 克）	6
1 茶匙糖	5 克	5
1 茶匙蜂蜜	7 克	5
消化饼干	2 块	5
玉米片	1 碗（60 克）	5
富含维生素的水	500 毫升	4
牛角面包	1 个	4
奥利奥饼干	1 块	4
浓茶饼干	2 块	3
番茄酱	1 茶匙	2
烧烤酱	1 茶匙	2

饭后还想吃甜食，这正常吗？

这再正常不过了。从小到大，我和我的兄弟们经常称之为"甜品胃",因为哪怕我们觉得自己吃饱了,也可以再塞下一些甜食。

　　这就是"感官特异饱腹感",吃完饭后,你对饭菜的兴趣会下降,但你的味觉仍然对其他新的味道很敏感,比如甜味。我认为这种情况的背后有进化的原因。对我们的祖先来说,饭后甜食能够帮助他们摄入更多的营养和能量,让他们更具生存优势。甜食可能意味着快速的能量来源,如果你有同感,可以看看后文的"秘诀7"。

第 18 章

与身体合拍

大脑的能量主要来自葡萄糖，它是大脑各个部分发挥功能的重要燃料。当血糖水平下降时，你的身体会向大脑发送信号，告诉它你需要补充能量，从而产生饥饿感，促使你进食。你是否曾经体验过，当你极度饥饿时，仿佛有一股不可抗拒的力量把你引向食物？香脆的零食似乎正在向你招手，此时你更想吃汉堡和油腻的外卖，而不是清淡的沙拉。随着血糖水平进一步降低，你的饥饿感越发强烈，你的大脑甚至开始影响你的决策，以确保它能获取所需的能量。

葡萄糖

葡萄糖是糖的一种。它是大脑的主要能量来源，有助于提高认知能力、注意力和大脑的整体功能。你可以直接从全麦食品、面包、面食、大米、水果和蔬菜、乳制品、砂糖和含糖食品等富含碳水化合物的食物中获取葡萄糖，或者通过转化其他类型的糖来获取葡萄糖。

大脑的重量只占人体重量的2%，却会消耗摄入总能量的20%。当人体燃料不足时，大脑会变得特别敏感，尤其是前额叶皮质。前额叶皮质是大脑的首席执行官、关键决策者和战略规划者，负责监控你的思维方式、行为和情绪等多项功能。

把前额叶皮质想象成一块电池，它通过饮食、睡眠、运动和减压来充电。一旦电量耗尽，你就很难集中精力或理智地做出决定；你的情绪也会变得低落，感到疲倦、烦躁。"饿怒症"的说法就是这么来的，它指当你饿肚子的时候会比平时更容易发怒，毕竟前额叶皮质的电量已经耗尽，很难稳定你的情绪。在一项研究中，多对已婚夫妇逐一被分配了一个娃娃，用于代表各自的伴侣，他们当天有多厌恶自己的伴侣，就往娃娃身上扎多少针。结果表明，那些血糖水平较低的人扎针的数量明显更多！[1]

饥饿感也会改变你对食物的选择。最开始你只是有点儿饿，后来你感到自己饥肠辘辘，此时大脑中负责决策的前额叶皮质的活跃度会降低，而与奖赏有关的脑区开始活跃，[2]让你产生强烈的进食冲动，渴求能量高、转化快的食物，也就是糖分或脂肪含量高而营养密度低的食物。它们确实很美味！如果只是偶尔吃一些，也没什么关系，但若你在饥肠辘辘的时候大快朵颐，它们就会打破营养均衡，致使你对有益肠道的食物摄入不足。

肠道细菌与饥饿感和食欲密切相关。肠道中产生的激素会向大脑发出信号，告诉它你是饿了还是饱了。当你的肠道细菌以纤维为食时，它们产生的代谢物有助于刺激与饱腹感相关的激素释放，让你感到饱腹和满足。短链脂肪酸中的丁酸和丙酸能显著促进GLP-1（胰高血糖素样肽-1）的释放，GLP-1 作为一种增进饱腹感的激素，已被开发成为一种高效的浓缩减肥注射剂。

你是否在某些日子比其他日子更容易饿？

你的能量需求并不是一天就能调节好的，身体也不会在每天结束之后"重置"，以便让你在第二天重新开始。即使你连续 2~3 天吃得过多或过少，你的身体也会通过增强或减弱饥饿信号来调节能量需求。[3]

你饥饿时是什么感觉？ _____

你的情绪如何？ _____

你的能量水平如何？ _____

你的注意力是否集中？ _____

倾听你的饥饿感和饱腹感

肠道想让你听到并回应自己的饥饿感和饱腹感。

你可能自认为很了解自己的饥饿感和饱腹感，然而，在这个充斥着各种限制性饮食理念的时代，我们中的许多人有意或无意地训练自己去忽视这些自然的信号。一个常见的例子是，人们会说"我早上不觉得饿，不用吃早餐"，然后决绝地忽略自己的肚子一上午发出的响亮抗议声，直到下午能量耗尽。在有点儿饥饿感的时候，你就可以吃点儿东西了，比如当你的胃空了，肚子咕噜咕噜响时。或者，当你感到空乏、疲倦和情绪低落时，也可以去吃点儿东西。饭后，你将体会到饱腹感带给你的那种温暖和满足。你可以使用下面的《饥饿感和饱腹感量表》，重新认识何时该吃东西，以及吃多少东西。

饥饿感和饱腹感量表

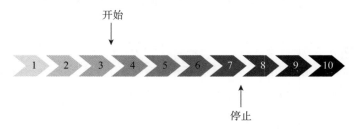

图 17-1 倾听你的饥饿感和饱腹感

饥饿感和饱腹感量表

1. 极度饥饿——感觉头晕、昏沉、颤抖；

2. 十分饥饿——肚子咕噜咕噜响，饥饿感强烈，情绪低落；

3. 中等饥饿——肚子咕咕叫，有空乏感；

4. 稍有饥饿感——可以吃点儿东西；

5. 不饿不饱；

6. 略有饱腹感——但不明显；

7. 中等饱腹感——感觉放松、满足；

8. 胃部饱胀——开始有点儿不舒服；

9. 胃部闷胀——撑得很不舒服；

10. 极度饱腹感——身体不适，恶心反胃。

在一天中找几个时间节点，看看用以上哪个分值最能恰当地描述你当时的感觉。这与其说是填空题，更像一道选择题，你可以选择你想要的分值。如果直到 1 分或 2 分才开始吃东西，大脑可能就会进入生存模式，并且你会选择那些美味但营养密度较低的食物来补充能量。从 3 分或 4 分就开始吃东西的话，你就能更从容地选择相对健康的食物。在一餐开始、中间和结束时，你都可以通过这个量表来衡量自己的饱腹感。

当饱腹感达到 7 分左右时，你就可以停止进食了。不过，这个量表并不是一种硬性规定，而是一种工具，你可以用它来更好地衡量自己的身体感受。

第 19 章

能量满满，笑容满满

我的一个朋友精力实在太充沛了，于是我半开玩笑地鼓励他去长跑，消耗一些他的体力。不过，他是个幸运的例外。对普通人来说，要想做到精力充沛、精神抖擞，往往需要付出一些努力。

科学的食物搭配能让你一整天都精力充沛。糖分在血液中缓慢释放，这会带来更长久、更稳定的能量供应：

- 你会感觉自己更有活力。
- 你的饱腹感会更强也更持久（不会很快感到饥饿）。
- 你会更容易集中注意力、思考、解决问题和做出决定。
- 你的情绪会更积极，让你能更好地应对压力。
- 你会更容易做出对肠道有益的选择。

家用轿车与一级方程式赛车

某些食物就像输送能量的一级方程式赛车。单独食用它们时，你的血糖水平会迅速飙升，在短时间内提供能量，然后迅速耗尽。这些食物往往含有大量的简单碳水化合物，比如糖和精制碳水化合物。当你跑马拉松时，需要快速补充能量以保持体力，所以你可以把这样的食物一股脑塞进嘴里。但在日常生活中，你没必要开着一辆赛车去超市购物或接孩子放学。这些高能量的食物会让人在短时间内兴奋起来，但它们的能量也会很快耗光，如果只吃它们，你过不了多长时间就会感到疲倦和饥饿。

一级方程式赛车类食物：

- 甜食，糖果，白巧克力和牛奶巧克力；
- 白面包和白面条；
- 甜点，油酥糕点，饼干和蛋糕；
- 含糖饮料；
- 能量饮料和能量胶。

不过，你也不必完全抛弃一级方程式赛车，你可以把赛车轮胎更换成跑得稍慢但更安全可靠的公路轮胎。你还可以给车添加一个更大的油箱、一个后备箱，再在后排添加一些座位，然后，你就可以踩下油门，带着家人尽情奔驰了。在摄入高能量食物的前提下，你可以通过添加其他食物，减缓能量在你血液中的释放速度，让你保持更长时间的饱腹感，精力充沛，心情愉悦。秘诀就在这里。

如何长久地保持精力充沛

富含纤维、蛋白质和脂肪的食物能减缓糖分在血液中的释放速度，让你更持久地获得稳定的能量供应。它们就像一级方程式赛车的额外配重，可以减缓速度，而且往往含有更多人体所需的营养物。当你对一级方程式赛车进行全面改装，而不只是添加一些座位时，它就会更加引人注目。

- 你的能量和饱腹感水平：如果你的血糖水平像过山车一般，在短时间内大起大落，你很可能会感到疲倦和迟钝。摄入释放能量较为缓慢的食物，有助于保持人体能量稳定，让你的饱腹感持续更长时间。
- 脑力：大脑的工作状态与均衡且稳定的葡萄糖供应密切相关。如果燃料供应量出现波动，就像油箱快空了的汽车发动机不听指挥一样，你的大脑也很难发挥它的最佳功能，导致你很难集中精力解决问题。
- 情绪：色氨酸抵达大脑后，它必须借助大量的能量才能转化成"快乐激素"血清素及其他神经递质。这一转化过程依赖于葡萄糖供应的能量。因此，如果你的血糖水平经常忽高忽低，你就会更容易感到悲伤或情绪低落。[1]

你可以通过将碳水化合物与蛋白质、脂肪及纤维相结合，减缓糖分在你血液中的释放速度。同样，这是你在大多数时候应该做的事，偶尔也可以例外。毕竟，我们要保持食物的均衡摄入。

碳水化合物

碳水化合物既可以是简单碳水化合物，比如糖、饼干、蛋糕、煎饼和油酥糕点、精白面包和面食中的碳水化合物，也可以是能量释放较慢的复合碳水化合物。纤维其实也是一种碳水化合物，主要存在于蔬菜、水果、豆类、坚果、种子和全谷物等植物性食物的细胞壁中。碳水化合物的纤维越多，其"复杂"程度就越高（纤维与碳水化合物的比例见"秘诀3"）。

添加纤维

除了蛋白质和脂肪，你还可以在一级方程式赛车类食物中添加纤维（如蔬菜或水果），如果你喜欢，还可以将它们替换成高纤维的全麦食物，比如黑麦面包、全麦面食或糙米饭。纤维有助于减缓糖分向血液中的释放速度，并通过增加食物在肠道中的体积和容积来促使你产生饱腹感。别忘了，肠道细菌也能帮助你产生饱腹感和满足感。当肠道细菌以纤维为食时，它们就会产生短链脂肪酸，帮助调节饥饿感和饱腹感激素向大脑的传导。

添加蛋白质

富含蛋白质的食物不仅有肉类、鱼类和蛋类，还有豆类、坚果和种子。

蛋白质是最具饱腹感的营养素，摄取富含蛋白质的食物可以减缓血液对糖分的吸收，并能激活肠道饱腹感激素的释放，告诉大脑你已经吃饱了。[2] 摄入蛋白质对保持和增强肌肉质量及支持免疫系统来说至关重要，它对我们健康地变老和长寿来说也不可或缺。

你每天需要摄入多少蛋白质?

大多数成年人每天每千克体重至少需要摄入 0.8 克蛋白质。[3]
如果你正在健身增肌,就需要摄入更多的蛋白质,每千克体重
1.2~1.6 克蛋白质可帮助你最大限度地增肌。

例如,如果你的体重是 72 千克,你每天需要摄入的蛋白质
就是 72×0.8 = 58 克。确保每餐摄入 20~30 克蛋白质,即可达
到这一目标。

通常建议在每一餐中,将餐盘的 1/4 装满富含蛋白质的食物,相当
于 20~30 克蛋白质,这有助于增加饱腹感和延长能量的持续供应时间。
若你选择的是植物性蛋白质,由于植物性食物的蛋白质含量通常低于动
物性食物,建议适当增加植物性蛋白质在餐盘中的占比。

食品	蛋白质(克)	含 20~30 克蛋白质的食用量	蛋白质(克)
1 块牛排	31	1 块牛排	31
1 块鸡胸肉	31	1 块鸡胸肉	31
1 块鲑鱼	31	1 块鲑鱼	31
1 块鳕鱼	21	1 块鳕鱼	21
1/4 块豆腐	18	1/3 块豆腐	24
1/2 罐金枪鱼	16	3/4 罐金枪鱼	24
2 片培根	12	4 片培根	24
1/2 罐焗豆	11	1 罐焗豆	22
1/2 罐红腰豆	10	1 罐红腰豆	20
1 杯牛奶	9	2½ 杯牛奶	22

食品	蛋白质（克）	含 20~30 克蛋白质的食用量	蛋白质（克）
1 杯藜麦（煮熟）	9	2½ 杯藜麦	22
1/2 罐鹰嘴豆	9	1½ 罐鹰嘴豆	27
1 根猪肉香肠	8	3 根猪肉香肠	24
1/2 罐绿色扁豆	8	2 罐绿色扁豆	32
3 汤匙希腊酸奶	8	8 汤匙希腊酸奶	21
1 个鸡蛋	7	3 个鸡蛋	21
1 根素香肠	7	3 根素香肠	21
1 杯豆奶	6	3 ½ 杯豆奶	21
1 汤匙乡村干酪	4	6 汤匙乡村干酪	24

添加脂肪

相对健康的脂肪与不太健康的脂肪

牛油果、特级初榨橄榄油、油性鱼类、坚果和种子等食物中都含有较多的不饱和脂肪，这些脂肪对人体健康有积极的影响。

经常大量食用含大量饱和脂肪的动物产品，比如熏肉、红肉、萨拉米（一种腌制肉肠）和黄油，可能会对血管和动脉健康产生不利影响，进而影响心脏和大脑的健康。

脂肪有助于减缓血液吸收糖分的速度。除此之外，它们还有更多其他作用。如果你想充分吸收水果和蔬菜中的营养成分，可以搭配一点儿脂肪，因为许多生物活性分子和维生素都是脂溶性的。[4] 此外，脂肪往往能增加食物的口感，使食物风味更佳。

保持精力充沛的食物搭配公式

为了吃到一顿能让你满意、产生饱腹感和保持精力充沛的餐食，你的餐盘中应包含碳水化合物、纤维、蛋白质和脂肪。这种食物搭配方式有助于缓慢释放食物中的能量。不同的食物富含不同的营养素，比如豆类和豆制品富含蛋白质和纤维，坚果富含脂肪和纤维（及蛋白质），油性鱼类富含蛋白质和脂肪。不过，你无须每一餐都包含所有营养素，而是可以根据具体情况，以让你舒服的方式选择食物。

碳水化合物	纤维	蛋白质	富含健康脂肪的食物
全谷物 土豆	蔬菜 沙拉 水果 豆类 泡菜 坚果和种子	罐装金枪鱼 鲑鱼 白鱼 鸡肉 火鸡 豆类 鹰嘴豆 鹰嘴豆泥 豆腐 海鲜 豆豉 乡村干酪 鸡蛋 希腊酸奶 坚果和种子 坚果酱 其他肉类、鱼类和奶制品	牛油果 特级初榨橄榄油 芝麻油 奶酪 坚果和种子 乡村干酪 希腊酸奶 坚果酱 橄榄 油性鱼类

高能量饮食示例

绿色混合沙拉，鹰嘴豆，罐装金枪鱼和芝麻酸奶酱；

黑麦面包，牛油果，西红柿和鸡蛋；

意大利面，鸡肉，培根，橄榄，西红柿和沙拉。

高能量零食示例

燕麦饼干，乡村干酪和泡菜；

香蕉配坚果酱；

黑巧克力，西梅和杏仁酱；

鹰嘴豆泥配全麦皮塔饼；

坚果，苹果和奶酪；

罐装金枪鱼，牛油果和黑麦面包；

希腊酸奶，梨，蜂蜜和百里香。

一级方程式赛车类食物

均衡饮食示例

巧克力蛋糕，浆果和希腊酸奶；

糖果，坚果和苹果；

白面包，水煮蛋，菠菜和牛油果。

第 20 章

喜欢美食的大脑

有条大家都心照不宣的饮食规则是：食物首先要好吃。对大多数人来说，味道是决定吃不吃、吃多少及是否会再吃一种食物的关键因素。我认为这一点不应改变。与其与之抗争，不如善加利用味道，让我们更容易吃到更多对肠道有益的食物。

告别乏味的沙拉。

告别涂着薄薄一层花生酱、干巴巴的米糕。

告别清汤和芹菜条。

去拥抱更多美食吧！

如何让健康食品更美味

评价食物是否好吃，有两个方面的标准：味道和口感。举个例子，为什么汉堡令人垂涎欲滴？肉饼带来鲜味和脂香，面包和炸洋葱带来甜味，西红柿带来酸味，生菜带来爽脆的口感，再配上调料的咸味。当你咬下一口汉堡，所有这些味道与口感交织在一起，让你欲罢不能。

- 鲜味：一种咸香味，让食物的口感复杂、有层次。存在于西红柿、奶酪、肉、酱油和菌菇中。
- 甜味：来自新鲜水果或果干、面包丁、红薯、希腊酸奶、蜂蜜、砂糖等。
- 咸味：来自盐，或者像羊奶酪、凤尾鱼和咸坚果等咸味食物。
- 脂香：脂肪能让菜肴口感更细腻，是增添风味的好帮手。你可以在烹饪时添加如下食材：牛油果，特级初榨橄榄油，鲑鱼、鳟鱼和鲭鱼等富含脂肪的鱼类，坚果和种子，以及发酵乳制品。
- 酸味：可以平衡脂肪带来的厚重口感，来自柠檬、柚子或橙子的汁液，以及醋、开菲尔酸奶或泡菜/酸菜等发酵食品。

以上这些都是使菜肴的口感更加丰富且更受人欢迎的味觉元素。厨师在烹饪时往往会不断尝试各种口味搭配方式，给你带来更好的味觉体验。如果只是放一碗绿叶菜，再配上几片西红柿，口味就太单调了。要是加上烤鸡肉、面包丁、羊奶酪、烤南瓜子和西蓝花，再配上绿色的开菲尔（一种发酵乳），这碗沙拉的味道就变得诱人了。你的味蕾得到了满足，你的肠道细菌也获得了更多种类的健康食物，这对它们来说是再好不过的事了。

美味沙拉料的基础配方

请记住这个比例，这是美味沙拉的制作秘诀。脂肪占 2/3，余下 1/3 用酸味食物搭配，加入 1/2~1 勺糖、一小撮盐，最后放入你自己喜欢的调味料。

酸味：

柠檬汁；

酸橙汁；

白葡萄酒、红葡萄酒或雪利酒醋；

苹果醋；

香醋。

脂肪：

特级初榨橄榄油；

菜籽油加少许芝麻油；

其他在室温下呈液态的油。

甜味：

糖；

蜂蜜；

枫糖浆。

咸味：

用盐（和胡椒粉）调味。

辅料：

芥末可增加风味，还有助于乳化混合物，可将它们混成一

团。你还可以添加些许大蒜碎、香草和香料来增加风味。如果
你想让沙拉的口感更绵密，还可以加入开菲尔、酸奶或牛油果。

享用对肠道有益的食物

- 平衡甜、咸、脂肪、酸味和鲜味。
- 调味：添加调料或酱。
- 丰富口感：我们常说，"去度过丰富的一天，给生活调调味！"同样，
  让食物的口感更丰富，也给食物调调味吧！这样一来，就连蔬菜都
  会变得好吃起来。
- 添加香草和香料：它们不仅营养价值高，还能增加风味。
- 想吃沙拉？把食材切碎些！这种做法将带来巨大的变化，因为这意
  味着你每一口都能品尝到多种多样的食物，而不会只吃到一大片生
  菜叶子。

试着用以下食物调味：

- 奶酪；
- 牛油果；
- 沙拉酱；
- 香草；
- 柠檬汁；
- 特级初榨橄榄油；
- 烤坚果；
- 混合种子；

- 辣酱；

- 烤蒜；

- 面包丁；

- 混合香料；

- 腌泡汁；

- 香蒜酱；

- 芥末酱；

- 蛋黄酱；

- 石榴糖浆；

- 酸豆；

- 橄榄；

- 希腊酸奶；

- 酱油；

- 酸辣酱；

- 酱菜；

- 芝麻酱；

- 鳀鱼。

第 21 章

小改变，大不同

　　如果你想让自己的饮食习惯变得更健康，与其想着做出翻天覆地的改变，不如先从微小的改变开始。你不用让自己硬着头皮去做这件事，而是可以尝试做些简单又快乐的事，这样你才更有可能长期践行健康的饮食方式。

养成健康饮食习惯的黄金法则

- 保持心情愉悦；
- 做出微小改变；
- 沉着冷静前行。

　　做到以上三点，你的改变就能切实产生效果。要相信，我们有能力重新连接自己的大脑，通过不断重复某一改变，建立新的神经通路，直至养成新的饮食习惯。

保持心情愉悦

显而易见，新的饮食习惯应当是你所钟爱的，这样你才更有可能持之以恒。如果你对泡菜不感兴趣，就别勉强自己，试试开菲尔如何？如果你对健身房心生厌倦，何不尝试舞蹈或瑜伽呢？如果你觉得任何事情都像一种自我惩罚，你只会因为感到沮丧而难以坚持下去。因此，要让新的饮食习惯变得令你轻松愉快。同时，别忘了表扬自己！经常给自己一些鼓励，告诉自己你真的很棒。你能够做到，而且做得非常好。成为自己的支持者，相信自己能够做到某些事情，这有助于提升你的精神状态，[1] 使你更容易达成目标。

做出微小改变

任何你决定实施的改变都必须是切实可行的，只有这样，在你感到筋疲力尽、状态不佳或缺乏动力时，你才能坚持下去。我们常犯的错误是，由于一开始热情高涨，我们倾向于设定一个宏大的目标。这在制订新年计划时尤为常见；我们一想到那是一个新的开始，就会觉得一切皆有可能。我们感到自己动力十足，于是制订了改变人生的宏伟蓝图，计划让自己焕然一新。但随着时间的流逝，动力会自然减退，你为自己设定的计划越难以执行，你就越难坚持下去，最后的结果就是中途放弃。

斯坦福大学的B. J. 福格教授举了一个很好的例子，来说明如何通过微小的改变来养成习惯。如果你计划用牙线清洁牙齿，就把目标设定为用牙线清洁一颗牙齿。没错，就是先清洁一颗。你可能会想，这有什么意义，太傻了！但当你开始改变时，首先要做的就是让行动成为习惯，进而做出改变。养成习惯才是最难坚持的。在此基础上，逐渐增加用牙线清洁的牙齿数量成为一件自然而然的事情。但刚开始时，你需要做的事情一定要非常小、非常简单，即使在你没有时间或有太多其他事要做的日子里，你仍然可以做到用牙线清洁一颗牙齿。随着时间的推移，即使是很小的改变也会产生很大的影响，比如，每天在早餐中加入坚果、种子和麦麸混合物，或者每天带一个水果上班。

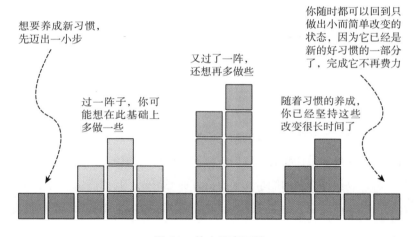

小而简单的每一步

想要养成新习惯，先迈出一小步

过一阵子，你可能想在此基础上多做一些

又过了一阵，还想再多做些

你随时都可以回到只做出小而简单改变的状态，因为它已经是新的好习惯的一部分了，完成它不再费力

随着习惯的养成，你已经坚持这些改变很长时间了

图 10　从小改变开始

调整你设定的"好"的标准。让改变变得小而简单，这样即便在你情绪最低落的那一天，你依然可以说出"是的，我相信自己能够做到"。之后，再逐渐提高"好"的标准。

沉着冷静前行

别急，让我们从小而简单的改变开始，稳步向最终目标迈进。你可以根据自己每天的状态，灵活调整任务强度。如果你这几天状态非常好，你当然可以多做些什么，加速向终极目标迈进。一周后，你可能听到了一些坏消息，工作也忙碌起来，此时你可以只做最低限度的改变。这样一来，你就更有可能坚持下去。

接下来，我将向你介绍 10 个实用的秘诀。它们操作起来十分简单，你看过之后可能会这样想：

- 这很简单，我可以做到。
- 对，我可以从小事做起，一点一点来！
- 即使在一团糟的日子里，我也能坚持下去。
- 今天好像有点儿难做到，没关系。我要让自己更轻松地对待这件事！

每个秘诀都是为了让我们的生活更轻松、更美好，核心目的就是让自己的感觉处于最佳状态。我们该如何支持自己的肠道、肠道微生物组和大脑，以获得更多的能量和拥有更好的心情呢？我相信，你会做出适合自己的灵活改变，尤其是现在，我们已经不再追求完美和僵化的饮食规则了。

第五部分

——

天才肠道法

10 个让第二大脑更强大的秘诀

装够半盘菜

大多数人的蔬菜摄入量都不够。你知道为了保持身体健康，你每天需要吃下多少蔬菜吗？如果我把你冰箱里所有的食物都摆到桌子上，然后对你说"用这些来做饭吧"，你认为其中蔬菜应该占比多少？ ①

在这里，我就不强调每餐要吃多少杯、多少份或多少克的蔬菜了，因为人们往往很少有时间、精力和耐心去测量每餐需要吃下多少食物。我们还是简单点儿吧。第一项秘诀没有魔法，它很简单，却是最有益于肠道细菌和身心健康的改变之一，那就是：把你的餐盘的一半装满蔬菜。你不用研发新菜式，也不用考虑太多营养配比问题，只需要将你餐盘中现有的蔬菜比例增加到一半，或者目测总量达标就可以了。

你在餐盘里放半盘蔬菜，就像是你穿上正装赴宴一样。你每天摄入

---

① 据伦敦帝国理工学院的一项荟萃分析估计，每天摄入 800 克水果和蔬菜有助于防止全球 780 万人过早死亡。[1]

的水果与蔬菜正如你每天穿的衣服。你可以穿上洗旧的运动服，也可以穿上晚礼服。而花哨的营养小窍门（如果它们是科学的）更像是腰带或帽子等装饰品。不管你的穿搭风格如何，你至少要先穿上贴身衣物，再搭配穿出门的衣服。配饰只是点缀，而不是必需品。人们往往会先穿上衣服，再根据自己的需要搭配饰品。也就是说，不论多少，我们的饮食里总要有蔬菜。

多吃蔬菜不一定是件苦差事。对喜欢吃蔬菜的人来说，它相当美味，而且绝对可以成为餐桌上的主角。当然，我并不是说你要一直吃素，那样难免单调乏味；只不过，我们偶尔也可以开个"蔬菜派对"，多吃几种蔬菜。我一直很困惑，为什么人们总认为肉类才是餐桌上唯一的主角？如果让我颁发奥斯卡美食奖，我一定会颁给烤得焦香的卷心菜配芝麻酱、撒了榛子粉的蒜香青豆和蜜汁烤胡萝卜。蔬菜色泽鲜艳、口感丰富，可以带给人们很多惊喜。

如果你喜欢水果，也可以每天多吃一些，它们对你的身心健康同样有益。水果可以占你早餐的一半，也可以加到午餐或晚餐中。例如，水果可以与咸奶酪或沙拉中松脆的坚果达成美味的平衡。或者，如果你喜欢把水果与三餐分开，那你可以在饭后吃一碗果切。

为什么要装够半盘蔬菜？

有益肠道细菌

你和你的肠道细菌是伙伴关系，而你可以把我当作你们的关系咨询师。有时候，哪怕人们已经看见了"房间里的大象"，还是要等到别人指出来才会开始重视它。水果和蔬菜含有纤维和多酚类物质，这是一种抗氧化剂，可作为肠道细菌的火箭燃料。关于多酚类物质，我们稍后将会做详细介绍。水果和蔬菜是营养宝库，富含对于肠道和大脑至关重要的维生素、矿物质和植物生化物质。不仅如此，水果和蔬菜中天然存在的细菌还能进入你的肠道，增加你的肠道菌群的多样性[2]。（你知道一个苹果中就含有 1 亿个微生物吗？[3]）

保持最佳状态

　　水果和蔬菜还能让你更快乐。一项研究表明，增加水果和蔬菜摄入量的人不仅比不改变饮食习惯的人更快乐，也比他们参与研究前更快乐——仅用了 8 周时间。[4] 心理学家仅根据一个人前一天吃了多少水果和蔬菜，就能预测出他的快乐程度。[5]

提高脑力

　　多吃水果和蔬菜有助于优化大脑功能，因为它们含有的各种营养素和生物活性化合物对于大脑健康至关重要。就像你不必从零开始做英雄，即使是小小的改变也会给你带来较大的益处。每天吃两份或两份以上的蔬菜，能让人在年老后拥有比同龄人年轻 5 岁的认知能力。[6] 与很少吃或从来不吃蔬菜的人相比，每天吃蔬菜的人日后出现认知问题的可能性要低 56%。[7]

新鲜还是冷冻？

　　当冰箱空空如也，而你又没有时间或精力去超市采购时，冷冻区就是你的秘密武器。现在有许多种类的冷冻水果和蔬菜可供选择，下次逛超市时你可以留意一下。冷冻水果和蔬菜通常是采摘后直接冷冻的，这样可以使它们和新鲜果蔬一样有营养，而且通常价格更便宜。

有机食品更好吗？

是否选择有机食品，这取决于个人，特别是考虑到有机食品通常价格更高。虽然一些研究表明，有机食品的营养价值略高，但目前还不清楚这种差异是否足以影响你的健康。[8] 非有机农产品中使用的大多数杀虫剂都是合规的，微量残存不会对人体造成伤害。关于杀虫剂对肠道影响的研究也在进行中，一些早期的小鼠实验结果表明，某些杀虫剂可能对它们的肠道细菌有害，[9] 但对人类的影响仍未可知。杀虫剂并不能抹杀或限制非有机水果或蔬菜的好处。归根结底，选择有机食品还是非有机食品，这取决于你自己，两者中不一定哪个更好。特别是考虑到价格因素，同样的预算只能买到更少的有机食品，而这可能会间接减少人们对水果和蔬菜的摄入量。

想要增加蔬菜摄入量，你可以这样做：

- 增加平时常吃的蔬菜摄入量。你可以增加每餐中常吃蔬菜的量；如果平常时间不够，你可以每周找个时间集中烤些蔬菜，每餐拿出来一些搭配沙拉酱、咖喱或橄榄酱食用；你也可以把蔬菜榨成汁喝下去。
- 增加摄入蔬菜的种类。我们似乎不太会烹饪蔬菜，以致形成了蔬菜寡淡无味的印象。创造性地搭配多种蔬菜，不仅能刺激味蕾，还能为肠道细菌提供更多的纤维和多酚类物质。我们也可以在烹饪法上下些功夫：香料烤蔬菜，切碎拌沙拉……数不胜数。

- 在炖菜和酱汁中加入更多种类的蔬菜。你可以添加更多的蔬菜，而不只是把它们作为配菜。当你用洋葱和大蒜做底料时，也可以再加入一些胡萝卜和芹菜。你还可以将肉酱中的一半肉换成扁豆，或者在炖菜和酱汁中多添加一些其他蔬菜，比如蘑菇、西红柿和菠菜。

- 吃点儿开胃菜，比如沙拉、蔬菜条和鹰嘴豆泥，或者喝一碗菜汤。如果你的正餐有一半都是蔬菜，却很难把它们吃完，那你可以试试把蔬菜作为开胃菜。研究人员发现，当把蔬菜作为开胃菜时，参与者吃下的蔬菜量比把蔬菜作为主菜时多了近1/4。[10]

- 将蔬菜切碎或打成泥。许多蔬菜都可以打成泥食用，比如花椰菜、白豆、胡萝卜和红薯。

- 选择用蔬菜做成的酱料。我总是在冰箱里放一些从超市买来的鹰嘴豆泥和牛油果酱，它们不仅是蔬菜，也是一种调味品。

- 储存一些不容易腐坏的蔬菜。我们可以买一些冷冻蔬菜，方便烹制，也可以随时添加到汤、炖菜和意大利面酱中。真空包装的甜菜根也可以在冰箱里保存很长时间，无须烹饪即可食用，冷热皆宜。根茎类蔬菜、卷心菜和南瓜的保存时间也比其他一些蔬菜长。

- 不要嫌弃剩菜剩饭。如果买回来的菜一餐吃不完，你可以对它们做一些预处理，即使当餐吃不完，也可以作为下一餐的配菜。

土豆算蔬菜吗？

土豆、山药、蕉类和木薯虽然也被归类为蔬菜，但在许多"多吃蔬菜"的健康指南中，它们往往被忽略或限制。这主要是因为它们的营养密度较低，并且常与谷物等其他富含淀粉的食物相提并论。尽管如此，这些食物仍能提供重要的营养成分。虽然从理论上讲，它们不被计入蔬菜的摄入量，但我们也不应该完全忽视它们的益处。我个人认为，土豆长期以来受到了不公正的批评，并且常常引发激烈的争论。有些人认为土豆对人体健康有害，强烈反对任何称赞土豆的言论，人们甚至戏谑地称这种反应为"土豆门"。

下面，我要为土豆辩护了：

- **土豆能让你产生饱腹感**。在 100 种食物中，水煮土豆的饱腹感指数最高，[11] 这意味着它更容易让人产生饱腹感，而且饱腹感持续时间更长。遗憾的是，土豆泥和油炸土豆尽管非常美味，却不能达到同样的效果。

- **带皮食用，可增加纤维摄入量**。土豆不算高纤维食物，不过人们食用的土豆量往往比较大，因此，它仍有可能为纤维摄入量做出贡献。特别是，当带皮食用时，土豆的纤维含量会增加一倍。红薯、胡萝卜和欧芹，还有一些水果（如猕猴桃），都是如此。

- **加热后食用，有益肠道细菌**。土豆含有大量抗性淀粉，受到肠道细菌的喜爱。将煮熟的土豆冷却后，其抗性淀粉含量可增加 3 倍。这既可以帮助我们消耗上一餐的剩菜，还有可能对肠道细菌更有益。[12]

下面这些方法，你也来试试吧！

我将：_____

例：

- 在做这餐饭时多准备一份蔬菜，这样下一餐就能方便地吃上蔬菜了。

- 每周 2 次，比如在周三晚上和周五晚上，把沙拉作为开胃菜。

- 在冰箱里储存一些冷冻豌豆和冷冻菠菜。

所以我就能（"天才肠道"的目标）：

_____

例：保证我的餐盘中有一半都是蔬菜（或水果）。

这样一来（"天才肠道"给身体的回馈）：

_____

例：我就会感觉自己处于最佳状态！

小结

- 多吃蔬菜对于肠道细菌和大脑健康都很重要。

- 吃早餐、午餐和晚餐时，餐盘里要有一半的食物是蔬菜（或水果）。

- 你可以增加常吃蔬菜的摄入量，或者添加一些其他种类的蔬菜。

- 与只在正餐吃蔬菜相比，吃开胃菜能让你多吃下 25% 的蔬菜。

- 保留根茎类蔬菜和某些水果（如猕猴桃）的外皮，可以增加纤维的摄入量。

多彩食物法

多样性是生活的调味品，对肠道微生物组而言更是如此。肠道微生物组的多样性与良好的健康状况有关，对那些拥有特定肠道细菌的人来说，它还与良好的情绪健康状况有关。[1]肠道细菌的种类越多，它们产生的代谢物种类就越多，可以达到 5 万种。[2]

多样化的微生物组的作用如下：

- 可以使你的微生物组更坚韧，不受干扰。
- 可以阻止有害菌生长[3]。
- 可以更好地产生维生素和有益代谢物，守护你的健康和情绪。
- 保持肠道屏障内壁的健康和坚固，防止它变得脆弱以至渗漏有害菌。
- 支持免疫系统发挥最佳功能。

如何促进肠道细菌的多样性？各种各样的食物，丰富多彩的食物！我们食用各种有益肠道的食物，有助于不同类型的肠道细菌茁壮成长，因为和我们一样，肠道细菌也有它们的口味偏好。有些肠道细菌喜欢某种纤维或多酚，有些则喜欢另一种。就像我喜欢吃菌菇类食物，而有些人可能会觉得菌菇难以下咽。

什么是植物性食物？

水果、蔬菜、豆类和豆制品、坚果和种子、全谷物、香料和香草都是植物性食物。

如何保证你的肠道细菌获得多样化的食物呢？一个简单的方法是，如果植物的形状和颜色不同，它们对肠道细菌的作用也不同。比如，西蓝花的形状与西红柿的形状不同，黑豆与杧果的颜色也不同。

形状各异

植物的形状（这里仅以蔬菜为例）主要取决于不同的纤维类型，以及这些纤维的排列方式。和伞形的蘑菇相比，细长的胡萝卜含有不同类型的纤维，西蓝花和花椰菜含有的纤维类型则比较相似。

纤维占植物细胞壁的很大一部分。作为结构支撑物，它是影响植物形状和质地的重要因素。食用不同形状和质地的植物，从圆润多汁的西红柿到长条状的香蕉，可以为肠道细菌提供多种纤维。即使是同一种植物的不同部分，其提供的纤维也有所不同，比如甜菜根的球茎的纤维与它的叶子和茎秆的纤维类型就不一样。关于这一点，我们不必纠结细枝末节，笼统地通过这种方法来考虑多样性即可。

虽然一般的纤维都对肠道有益，但某些类型的纤维对肠道细菌格外有益。[4] 这些纤维被称为益生元纤维，因为它们特别有利于肠道有益菌的生长和繁殖，而且科学研究已经证明它们对人体健康有特殊的益处。

多摄入益生元纤维不仅能增加有益菌，还能帮助你：[①]

- 增加饱腹感（再见，饥饿感！）；
- 减少对甜食和咸食的渴求[5,6]；
- 认识、理解和管理自己的情绪，使情绪更稳定[7]；
- 将注意力从负面因素转向正面因素[8]；
- 减轻压力[9]；
- 减少焦虑[10]；
- 在晚年更善于思考和记忆[11]。

很神奇吧？肠道细菌仿佛在对你说："嘿，谢谢你让我们更开心了，我们也会给你的身体回馈最好的礼物。"

益生元

益生元是一种能滋养肠道中特定有益菌的物质，有益人体健康。有些益生元是纤维，有些则不是。已确认的益生元包括纤维类低聚果糖（FOS）、菊粉和低聚半乳糖（GOS），此外还有抗性淀粉、果胶、多酚和 ω-3 脂肪酸等候选益生元。你可以在你的购物清单中加入以下食物，不过，肠道细菌喜欢的植物性食物太多了，这里无法穷举。

---

① 部分证据基于益生元补充剂。请参阅后记，了解如何免费下载有关压力、认知和情绪的益生菌和益生元清单。

益生元含量最高的食物：

- 菊苣根；
- 菊芋（洋姜）；
- 大蒜；
- 韭菜；
- 洋葱；
- 豆类；
- 芦笋。

多酚

多酚是一类存在于所有植物性食物中的强大分子。多酚有 8 000 多种，但人体只能吸收其中的 5%~10%。其他 90%~95% 的多酚会进入大肠，来到肠道细菌的餐桌上。多酚对健康的强大功效主要归功于肠道细菌将其分解成有益的代谢物。与某些类型的纤维一样，多酚具有类似益生元的作用，尤其有助于肠道有益菌的生长。还有许多与多酚相似的化合物，我们称之为多酚的"表亲"，它们的分子构成与多酚略有不同，也能影响肠道细菌，但相关研究较少。

简言之，多酚的作用如下：

- 支持肠道的健康和肠道微生物组的多样性。
- 有助于肠道有益菌的生长，并产生有益的代谢物。

有些多酚具有抗氧化功能，它们就像身体的保护神一样，能抵御炎症和损伤。大脑对这些问题尤为敏感，因为脑细胞的损伤与衰老及脑部疾病风险的增加紧密相关。许多潜在的问题实际上是由大脑自身产生的。大脑就像汽车一样，即便在休息时也会消耗大量能量，更不用说在清醒并全力处理多项任务的时候。和汽车一样，大脑也会"排出尾气"，大脑中的废物需要清除，以免堆积起来。这时候，抗氧化剂可以帮上忙，它们能中和这些废物，让大脑保持健康。

哪些食物中含有多酚？

植物类食物中含有大量的多酚，比如蔬菜、水果、全谷物、豆类和豆制品、坚果和种子、草本植物和香料。多酚也存在于许多植物饮料中，比如咖啡和茶（参见秘诀 10）。多酚及多酚类化合物还能为许多植物性食物赋予颜色，不同的颜色往往代表着植物含有不同类型的多酚。

特级初榨橄榄油

特级初榨橄榄油口感极佳，其多酚含量也比其他大多数食用油多。与人们普遍的看法相反，特级初榨橄榄油完全可以用来烹饪。用它烹饪蔬菜，有助于我们吸收脂溶性维生素和其他生物活性化合物。如何选择优质的橄榄油？欧洲食品安全局（EFSA）提出了一项针对特级初榨橄榄油的健康标准，要求每100 克产品中至少含有 25 毫克特定的多酚类物质（而非总多酚含量），这体现在瓶身的 EFSA 认证标签上。目前，市面上仅有10% 的特级初榨橄榄油能达到这一健康标准。[12]

若想通过饮食摄取各种类型的多酚，最简单的方法就是多吃几种不同颜色的食物。多酚及多酚类化合物为许多植物类食物赋予颜色，比如，西红柿是红色，菠菜是绿色，茄子是紫色。不同类型的多酚会产生不同的色素。我们总说，"吃出一道彩虹"对健康有益。其实中医也有类似的说法，比如"五色入五脏"，意为不同颜色的食物可以滋养不同的人体器官。来吧，把你的餐盘摆上艳丽的紫色、灿烂的黄色、饱满的红色和深沉的绿色。

颜色	代表食物
紫色	蓝莓、茄子、紫葡萄、紫李子、黑莓、紫甘蓝
红色	西红柿、草莓、覆盆子、樱桃、红辣椒
橙黄色	胡萝卜、红薯、柑橘类水果、杧果、南瓜
绿色	西蓝花、羽衣甘蓝、菠菜、豌豆、青豆、西葫芦、香草
浅黄色/白色	土豆、花椰菜、大蒜、荔枝、香蕉

这些含色素的多酚类化合物似乎尤其能让你的大脑精神焕发。柑橘类水果富含黄酮，与每周只吃一次橙子或柚子的人相比，每天吃两片柑橘类水果的人更不容易抑郁。[13]胡萝卜、红薯和南瓜中的类胡萝卜素能显著提高大脑的性能，比如记忆力、注意力及思考和解决问题的能力。[14]浆果和深绿色蔬菜中的多酚和多酚类化合物含量也特别高，下一章将对此进行介绍。

每日食用多彩食物

试着在一周内摄入各种颜色的食物，来获取各种多酚、多酚类化合物和其他重要营养物质。

日期	紫色	红色	橙黄色	绿色	浅黄色/白色
星期一					
星期二					
星期三					
星期四					
星期五					
星期六					
星期日					

哪些食物的多酚含量最高？

目前官方没有明确规定多酚的推荐摄入量，在英国，大多数成年人每天仅摄取 600~1 000 毫克的多酚，而且主要来自茶、咖啡和巧克力。相比之下，人们从水果或蔬菜等其他食物中摄入的多酚比较少。[15] 事实上，多酚的最佳来源是草本植物、香料、豆类、浆果和坚果。多吃植物性食物不仅能为肠道细菌提供更多的纤维，还能提供更多的多酚。

下表展示了多酚含量最多的几类食物，包括香料、草本植物、豆类、黑巧克力和坚果。通常情况下，水果或蔬菜的颜色越深、越鲜艳，它们含有的多酚和多酚类化合物就越多。因此，相较于白豆，黑豆和红豆含有更丰富的多酚。草本植物和香料在这一营养清单中占据特别重要的位置，因为它们富含多种营养素。通过烘干草本植物，我们能够进一步提升其营养成分的浓度。关键在于，你要弄清楚自己能够摄入的实际量，毕竟在一顿饭中加入 100 克（约等于两罐半的量）草本植物或香料是不现实的。可以的话，请尽量多加一些，这会对肠道细菌大有益处。[16]

15 种多酚含量最多的草本植物和香料	每 100 克中的多酚总含量（毫克）
丁香	16 048
肉桂皮	9 700
干甘牛至	9 306
干留兰香	6 575
干罗勒	4 318
干牛至	3 117
干鼠尾草	2 920
香芹籽	2 913
干迷迭香	2 519
干洋甘菊	2 483
干香草	2 260
干胡芦巴	2 250
姜黄粉	2 117
小茴香籽	2 038
肉豆蔻	1 905

30 种多酚含量最多的食物	每 100 克中的多酚总含量（毫克）
红豆	8 970
可可粉	5 624
黑豆	4 846
扁豆	3 697
辣椒	3 600
栗子	2 757
黑接骨木果	1 950

30 种多酚含量最多的食物	每 100 克中的多酚总含量（毫克）
黑巧克力	1 860
核桃	1 575
开心果	1 420
瑞士甜菜叶	1 320
山核桃	1 284
西梅	1 195
洋蓟	1 142
葡萄干	1 065
蚕豆	1 039
无花果干	960
黑醋栗	821
荞麦粉	791
小麦	696
榛子	672
野蓝莓	656
黑莓	569
蓝莓	550
干枣	485
醋栗	470
紫甘蓝	451
红醋栗	448
李子	410
花生	406

为什么我不推荐"每周吃 30 种植物性食物，让肠道微生物组更多样化"？

如果你对肠道健康感兴趣，你可能听说过这样的建议：每周吃 30 种植物性食物，让肠道微生物组更多样化。这个建议是基于 2018 年美国一项大型研究的结果提出的。[17] 有些人认为这个建议特别有用，如果你也这样认为，那很好！但对我个人来说，有几个因素导致我不太推荐这样的做法。大约在这项研究发表时，我正在伦敦国王学院研究肠道微生物组，并对植物性食物的多样性如何影响肠道微生物组特别感兴趣。具体来说，我关注的是人们摄入的植物性食物的种类有多少，包括各种蔬菜、水果、豆类及豆制品、全谷物、坚果、种子、草本植物和香料等。当时，我注意到这项研究对植物性食物的多样性分析仅限于研究人员关注的其中一小部分。我给该研究团队发了一封电子邮件，希望了解他们是如何收集和分析数据的。随后，我得到了回复（以下为回复邮件的摘抄）。

参与者会被问到一个问题：

> 在一周内，你会吃下多少种植物性食物？比如，如果你喝了一碗含有胡萝卜、土豆和洋葱的汤，你可以把这算作 3 种植物性食物。如果你吃了一个含有多种谷物的面包，每种谷物也都可算作一种植物性食物。

研究人员是如何得出"30 种植物性食物"这个结论的呢？他们将一周内食用植物性食物少于 10 种的人与一周内食用植物性食物超过 30 种的人的微生物组进行比较。在我看来，根据上面的例子，这似乎更像是一周内吃了所有种类植物性食物的人与不吃任何植物性食物的人之间的比较。从这项研究对所谓"一种植物性食物"的描述来看，微小的含量也可算作一种植物性食物，因此30种植物性食物似乎并不算多。根据这项研究，单是肯德基鸡肉桶里的混合香料就可以算作11种植物性食物。这只是一项提及食物多样性的研究，而且不太严谨。它的结果仅基于参与者对一个问题的回答，而非精心收集的饮食数据。这与建立在大量数据基础上的"每日食用多彩食物"的建议有很大不同。

当然，我并不是说我们可以忽略日常饮食中植物性食物的多样性，多样化的饮食当然对肠道细菌有利；我的意思是，我们不用过分紧张，以为必须买上几十种果蔬并把它们都吃下去才算健康。即使你真的买了这么多种，很可能也吃不过来；或者因为前几天吃过同一种，就把它们丢进冰箱直到坏掉。详细地记录本周吃过的每种植物性食物，实在是太辛苦了。当然，如果你觉得一周吃30种植物性食物的建议对你有帮助，而且每种植物性食物都是按推荐摄入量来计算的，那我由衷地为你高兴。如果你做不到，不如尝试重点关注食物的颜色和口感，而不要纠结种数够不够。

让选购食物变得更简单

在购物时，你可以尽可能地选择一些"混合"食材。把白芸豆换成杂豆，把覆盆子换成混合水果，把单一的生菜换成混合沙拉。你还可以多去尝试以前没吃过的食物，比如翡麦和保加利亚小麦。你在超市冷冻区也能找到一些美味：过去，冷冻区只有豌豆这一抹翠色，而如今，冷冻区有了更多种类的果蔬，甚至还有冷冻的香草、大蒜和生姜碎，这可以帮我们节省很多时间和精力。

选购多样化食物的秘诀

鲜蔬区：

- 混合的袋装蔬菜；

- 混合的袋装沙拉；

- 牢记彩虹色：白色、紫色、红色、橙色、绿色；

- 蒜泥；

- 姜泥。

冷冻区：

- 混合冷冻水果；

- 混合冷冻蔬菜；

- 其他冷冻蔬菜和水果；

- 切片黑麦面包（你也可以直接从冰箱里拿出来烤）。

罐装食品或干货区：

- 混合的袋装坚果和种子；

- 混合豆类罐头；

- 扁豆；

- 混合谷物；

- 腌菜，比如腌洋葱、腌辣椒、腌小黄瓜；

- 罐装蔬菜，比如洋蓟罐头、橄榄罐头、辣椒罐头、西红柿罐头；

- 不常见的谷物，比如薏米、小麦、藜麦；

- 干的草本植物；

- 香料。

付诸实践

我将会……

_____

_____

例：

- 在冰箱门上贴上备忘录，提醒自己多吃几种颜色的蔬菜；
- 在橱柜和冷藏柜里储存一些食物，使饮食更加多样化；
- 每次购物都尝试买一种新的蔬菜或水果。

这样我就可以（"天才肠道"的目标）：

_____

例：每天吃 5 种颜色的食物。

如此一来（"天才肠道"给身体的回馈）：

_____

例：我会感觉很好！

小结

- 多样化的肠道微生物组有助于你的身体健康和情绪健康。
- 食用多种植物性食物有助于构建你的肠道微生物组的多样性。
- 不同类型的纤维和纤维组合赋予植物性食物不同的形状和质地。
- 有些特殊类型的纤维有助于肠道有益菌的茁壮成长，它们被称为益生元，能影响你的情绪和压力水平。

- 植物的颜色通常来自多酚和多酚类化合物，它们对肠道细菌也能起到类似益生元的作用。
- 尝试每天摄入多彩果蔬，为肠道细菌提供丰富的纤维和多酚。

秘诀 3

BGBGs 食物法

这里的"BGBGs"并不是指 20 世纪 70 年代曾演唱过流行歌曲《活着留下来》的比吉斯乐队。顺便提一句,这首歌曾被用来为医务人员做心肺复苏术培训,因为它的节拍与人的心率相近,适配胸外按压的节奏。与其说 BGBGs 食物是舞池中的时尚舞者,倒不如说它们是连接肠道和大脑的迪斯科舞者。BGBGs 指的是豆类(Beans)、绿色蔬菜(Greens)、浆果(Berries)、谷物和坚果(Grains and nuts)及种子(Seeds),我们把它们简称为 BGBGs,以便于记忆。

BGBGs 食物各有特点,但都富含纤维和多酚。经常食用 BGBGs 食物,可以让你在不知不觉中轻松达到每天 30 克纤维的推荐量。这样一来,肠道细菌就能产生关键的大脑信号分子——短链脂肪酸,以维持肠内屏障和血脑屏障的健康。这些食物还有助于减少炎症,调节神经递质,并支持大脑合成用于构建神经元的蛋白质。[1] 目前,关于这些食物对大脑益处的大多数研究,都是针对抑郁症或阿尔茨海默病等疾病展开的,但这些研究结果仍然与我们所有人息息相关。BGBGs食物有助于提高你的思维能力，改善你的情绪，并维护你的大脑健康。

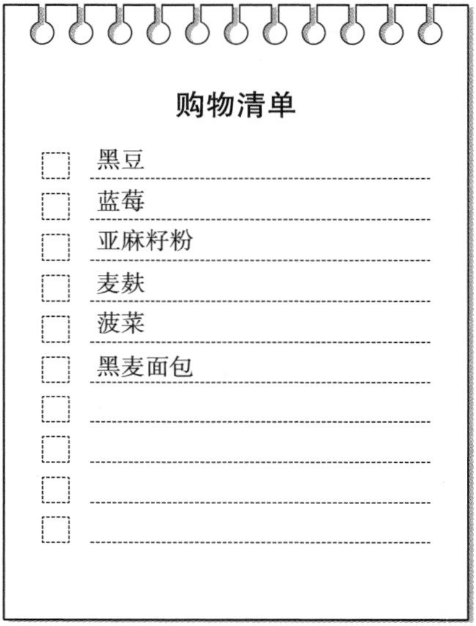

购物清单

- ☐ 黑豆
- ☐ 蓝莓
- ☐ 亚麻籽粉
- ☐ 麦麸
- ☐ 菠菜
- ☐ 黑麦面包
- ☐
- ☐
- ☐
- ☐

图 11　在你每周的购物清单中加上 BGBGs 食物

我喜欢把 BGBGs 食物纳入"常购清单"，像鸡蛋、牛奶及其他主食一样定期加购。如果你已有购物清单，或者手机里存有清单，那你现在可以顺便在清单里加上这些食物。

每日要吃的豆类

豆类是一种神奇且可能令人胀气的种子。在世界上最长寿、最健康的地方（蓝区），从墨西哥到意大利再到日本，人们的主要食物中都含有豆类。每日摄入豆类被认为是有助于长寿的关键饮食因素之一，即使只是少量食用。[2] 豆类还富含纤维、多酚和植物蛋白，并含有钾、镁和叶酸，这些营养素对于维持身体（包括大脑）的正常功能非常重要。

豆类	每 100 克中的纤维含量（克）（熟食）
斑豆	9
黑豆	8.7
豌豆	8.3
扁豆	7.9
鹰嘴豆	7.6
绿豆	7.6
芸豆	7.4
红豆	7
利马豆	7
豇豆	6.5

豆类食物在预防老年时期的思维和记忆问题方面具有显著的作用。每周摄入三份豆类，可以使认知能力下降的风险降低 38%。[3]

幸运的是，豆类不仅美味，还具有类似土豆或意大利面的碳水化合物般的宜人质地，比如白豆的软糯，或者扁豆的坚果般的口感。许多豆类都富含多酚及多酚类化合物，尤其是红豆和黑豆。它们比水果和蔬菜的纤维含量更高，这对肠道细菌来说是好事。但也正是这种高纤维含量赋予了豆类"胀气"的特性。我小时候听过一首童谣："豆子豆子，它对心脏好处多多。豆子豆子，吃得越多，屁也越多。"后来，祖母告诉我后面还有一句："屁越多，感觉越好，记得每餐吃豆子！"

虽然你不必每餐或每天都吃豆类（生活就该少一些规定），但你可以试试把豆类加入你的日常食谱。豆类种类繁多，价格便宜，而且保质期长。在沙拉或炖菜中加入半罐鹰嘴豆，或者将鹰嘴豆打成泥，可以轻松增加你的纤维摄入量，同时让你长时间保持饱腹感和满足感。豆类富含益生元低聚半乳糖，这种纤维可以滋养你的肠道有益菌。只需每天添加一杯豆类，无须做出任何其他改变，就能让肠道微生物组更多样化，产生更多的有益代谢物，减少过度炎症。[4]

随着时间的推移，你的消化系统会逐渐适应豆类，肠道微生物组会做出相应的调整，胀气和排气问题也会逐渐减轻。这就像你第一次开车时会非常激动，慢慢地，你会对开车这件事习以为常。肠道微生物组也会经历类似的适应过程。

如果你想解决食用豆类后的胀气问题，可以回看本书第 15 章的内容。你也可以尝试以下方法：

- 刚开始只吃少量豆类，哪怕只有 1/2 汤匙。
- 慢慢提高豆类摄入量，倾听身体的声音。如果你因此感到胃痛或有其他不适，可以放慢这个过程。
- 刚开始时先不要吃干豆子，而是买些罐装或瓶装的豆子。如果你有肠道问题，可以在烹饪前好好冲洗一下豆子，这样更便于消化。

我们正在经历一场"豆类美食革命"，无论是专业厨师、美食博主还是热爱烹饪的家庭，都对豆类的口感和风味赞不绝口。豆类不仅仅是烤面包的附属品，它们现在已经成为沙拉、炖菜、意大利面、烩饭等多种美食的主角。如果你愿意为优质罐装豆类支付更高的价格，不妨尝试一下，因为它可能成为一道菜肴的点睛之笔。普通的罐装豆类同样可以提供美妙的口感，并且价格更加实惠，或者你也可以自己烹煮。大多数干豆需要先泡上一夜再煮，但红扁豆可以直接放进菜里煮。尤其是在炖菜和汤中，豆类的风味会更加突出。

豆类中含有凝集素，所以我们要避开它们吗？

豆类中富含凝集素（lectins），这是一种让那些追求虚假健康的人如临大敌的蛋白质。凝集素是植物自身的"保镖"，它是植物的天然防御物质，在豆类和全谷物中的含量尤其高。如果我们食用的是活性凝集素，它确实可能会引起身体的一系列不良反应，还会影响钙、铁等矿物质的吸收。不过，我们在吃豆类和全谷物时，往往会把它们煮熟。凝集素是水溶性的，浸泡过程中会有一部分溶于水，高温也会让它失活。多项研究清楚地表明，豆类和全谷物对人体健康十分有益，与心脏病、2型糖尿病及其他疾病的发病风险降低密切相关，并能改善肠道健康。

豆类	每 100 克中的多酚含量（毫克）
红豆	8 970
黑豆	4 846
扁豆	3 697
蚕豆	1 039
白豆	208
鹰嘴豆	186
豌豆	141
红花菜豆	109
利马豆	96

每日要吃的蔬菜

深绿叶菜是营养最丰富的蔬菜之一。在 2014 年的一项研究中，研究人员对 41 种植物性食物的营养密度进行了排名，前 15 名都是深绿叶菜，其中豆瓣菜、白菜、叶甜菜、甜菜根和菠菜占据了前 5 名。[5] 深绿叶菜中含有一种叫作磺基奎诺糖（SQ）的特殊糖类。当肠道有益菌以磺基奎诺糖为食时，它们会释放出一种副产品，可以抑制肠道有害菌的繁殖。[6]

深绿叶菜的纤维含量很高，却低于某些BGBGs食物，比如麦麸、黑麦面包、豆类、坚果、种子等。我们可能倾向于认为高纤维食物是类似大碗沙拉中生菜之类的东西，但其实每 100 克生菜中只含有 1.8 克纤维。相比之下，BGBGs食物富含纤维，能帮你轻松达到纤维的推荐摄入量。

深绿叶菜	每 100 克中的纤维含量（克）
羽衣甘蓝	4.1
宽叶羽衣甘蓝	4
甜菜	3.7
煮熟的菠菜	3.7
蒲公英叶	3.5

深绿叶菜不仅富含多酚类化合物，还富含叶酸。叶酸是一种对神经递质来说至关重要的B族维生素，它能促进血清素的释放，让你感到愉悦，同时影响多巴胺的水平，进而影响你的情绪和喜好。这或许在一定程度上解释了，为何食用深绿叶菜与较低的抑郁症发病率有关。[7] 每天你只需要吃 1/2 杯煮熟的深绿叶菜（或 1/2 杯生叶菜），就可能会让你在晚年拥有比实际年龄年轻 11 岁的认知能力。[8] 因此，爱吃菠菜的大力水手也许真有一个发达的大脑，而不仅仅是肱二头肌。

常见绿叶菜

- 菠菜；

- 羽衣甘蓝；

- 宽叶羽衣甘蓝；

- 生菜；

- 芝麻菜；

- 水芹菜；

- 白菜；

- 甜菜根；

- 叶甜菜。

你可以通过以下方式摄入更多的绿叶菜

- 把绿叶菜加到煎蛋卷中；

- 把绿叶菜同大蒜、生姜和酱油放到一起炒；

- 把绿叶菜添加到冰沙中；

- 把绿叶菜添加到三明治或卷饼中；

- 制作一大份绿叶菜沙拉；

- 把绿叶菜添加到炖菜、汤和意大利面中；

- 制作羽衣甘蓝青酱，把它作为调味料。

每日要吃的浆果

浆果里有小颗粒状的种子，这就是浆果比其他水果纤维含量更高的秘密。它们鲜艳的颜色清楚地表明，它们富含多酚及多酚类化合物，特别是具有抗炎和抗氧化作用的花青素和黄烷醇。吃浆果有助于增加你的肠道有益菌，特别是那些能产生短链脂肪酸的细菌。[9]

浆果	每 100 克中的纤维含量（克）
覆盆子	6.5
黑莓	5.3
蔓越莓干	5.3
蓝莓	2.7
樱桃	2.5
草莓	2.1

　　浆果会让你感到心情愉悦，也可能会帮助你更好地思考。纤维和多酚的代谢物不仅具有抗炎作用，还能改善大脑的血流——富含氧气和营养物的血液可以为大脑的执行功能和情绪控制回路"充电"。一项研究显示，参与者每天饮用 2 杯草莓汁并持续 3 个月后，他们的记忆力得到了提升，决策速度也加快了。[10]另一项研究发现，儿童和刚成年的人喝下野生蓝莓汁仅 2 小时后，他们的情绪相较于喝下安慰剂的人就有显著的改善。[11]

浆果	每 100 克中的多酚含量（毫克）
黑接骨木莓	1 950
黑醋栗	821
野生蓝莓	656
越橘	652
黑莓	570

浆果	每 100 克中的多酚含量（毫克）
蓝莓	550
山桑子	525
鹅莓	470
红醋栗	448
蔓越莓	315
草莓	289
黑葡萄	185
红树莓	155
绿葡萄	122

野生蓝莓听起来似乎是多酚含量最高的水果，但在超市中就能买到的黑加仑，它的多酚含量比野生蓝莓高。这就是一个很好的例子，因此你不必花大价钱购买"网红"水果，很多日常食物同样有益，价格也便宜得多。

怎样才能多吃一些浆果？

- 早餐吃浆果配开菲尔、坚果和种子；
- 把浆果加到冰沙中或冻成冰棒；
- 把浆果加到咸味沙拉中，增添甜味，丰富口感；
- 把浆果与奶酪一起作为零食食用；
- 把浆果作为甜点与希腊酸奶、烤核桃一起食用；
- 购买冷冻浆果，放入冰箱冷藏，一年四季都可享用（价格通常也更便宜）。

每日要吃的谷物

如果你想实现每天 30 克的纤维摄入量，全谷物食品可以轻松帮你达成。它们富含纤维、多酚和许多其他营养成分，可以帮你达到最佳状态。全谷物可以喂养肠道有益菌，促使它们产出短链脂肪酸。[12] 全谷物食品的谷物成分完整，而精制面粉食品（如白面包和意大利面等）在精加工的过程中损失了部分纤维。食用全谷物与改善情绪、缓解焦虑、降低抑郁风险，[13] 以及长期维持大脑健康有关。[14]

为下一餐多煮一些谷物，既可以节省时间，对身体也很好。谷物中含有淀粉，先煮熟再冷却，淀粉分子的形状会发生变化，将部分淀粉转化为抗性淀粉。淀粉通常在小肠中被吸收，但抗性淀粉会越过小肠，进入肠道细菌所在的大肠。抗性淀粉的作用与纤维非常相似，可以喂养肠道有益菌。再次加热烹饪过的谷物，也能获得这种益处。把新出炉的面包放进冰箱冷冻室，这一冷却过程也会增加抗性淀粉的含量。[15]

谷物	每 100 克中的纤维含量（克）
小麦麸	44.5
燕麦麸	16.1
大麦片	16
黑麦片	15
黑麦饼干	14.3
黑麦粉	14
燕麦饼	10.4
爆米花	10.1
燕麦	10
粗面包	9.6

对每餐习惯吃半盘蔬菜或水果的人来说，一个简单的方法是让全谷物占据餐盘的 1/4。通过简单的更换，你的纤维摄入量会发生显著变化。例如，将白面包更换成黑麦面包或其他高纤维面包，将白意大利面更换成全麦意大利面，或者将白米饭更换成混合米饭或糙米饭。全谷物种类繁多，你不妨尝试一些以前没吃过的谷物，比如薏米、小麦或保加利亚小麦，探索自己喜爱的口味。

判断谷物、面包、面食、棒状食品或零食是否有益肠道健康，不能总依赖于包装上是否有"全谷物"或"高纤维"的标签。在欧洲市场上，只要食品制造商生产的谷物食品含有超过一半的全谷物成分，他们就可以在包装上标明这是"全谷物食品"。而在英国市场上，每份谷物食品至少要含有 8 克全谷物，才能达到全谷物食品的相关标准。同样，在美国市场上，每份食品至少要有 20% 的全谷物成分，才能被称为全谷物食品。因此，我们要意识到，并非所有自我标榜为全谷物食品的产品都具有相同的营养价值。实际上，更关键的是，我们需要检查食品的纤维含量和总碳水化合物含量。这可能会涉及一些简单的数学计算，但一旦你掌握了正确的方法，就能在你喜爱的两种谷物食品中做出明智的选择，并避免不必要的麻烦。

请仔细查看食品包装背面的营养成分表，关注"每份"或"每 100克"的数据。你可以通过计算碳水化合物与纤维的占比，做出更明智的选择。一般来说，每 10 克碳水化合物中至少含有 1 克纤维。一个简单的判断方法是，将纤维含量乘以 10，再与总碳水化合物的含量进行比较。若结果相等或更高，就说明该食品的纤维含量较为丰富。

想要面包中的纤维含量达到这一比例，它的原料中通常就要包含种子，而且由全麦面粉或黑麦面粉制成。不过，如果你买到的面包是商店里售卖的超加工面包，是不是就没什么营养价值了？似乎不是这样的。有项研究对不同种类的超加工食品进行调查后发现，尽管超加工面包也属于超加工食品，却具有预防疾病的作用，[16] 这可能是由于面包中含有纤维。所以，我认为"超加工食品"一词实际上有点儿宽泛，并不能准确地反映出食物的营养价值。在我们买不到面包店新鲜出炉的面包，或者无法在家自制面包的情况下，买些包装好的面包，也能从中获取一部分纤维。

在挑选燕麦时，你可以选择轧制燕麦、钢切燕麦或燕麦糁，相比于磨碎的燕麦，它们保留了更多的纤维。小麦麸皮、燕麦麸皮和大麦片，这些不同类型麸皮的纤维含量也很高，它们可以与坚果和种子搭配，一起被纳入早餐食谱。

坚果和种子

虽然我把坚果和种子放在最后说，但它们同样重要。我在家里的茶壶旁放了一罐混合坚果和种子，常在喝茶的时候吃一些。它们也很适合和酸奶、浆果搅拌在一起作为早餐，或者烘烤后撒在沙拉或烤蔬菜上。坚果和种子可以添加到大部分甜食和咸食中。对肠道和大脑来说，坚果的地位举足轻重。它们不仅富含纤维和多酚，还富含健康脂肪，能促进肠道有益菌的生长，[17] 保护心脑血管健康。每天吃一把混合坚果，持续4周就能改善你的肠道微生物组，进而帮助你更快、更好地思考。[18]

坚果和种子	单位	分量（克）	纤维含量（克）
花生	1 把	30	2.4
杏仁	1 把	30	4.8
核桃	1 把	30	2
腰果	1 把	30	1.3

坚果和种子	单位	分量（克）	纤维含量（克）
开心果	1 把	30	2.2
山核桃	1 把	30	2.9
巴西坚果	1 把	30	1.9
葵花籽	1 汤匙	10	0.86
南瓜子	1 汤匙	12	1
芝麻籽	1 汤匙	11	1.6
奇亚籽	1 汤匙	10	3.9
亚麻籽	1 汤匙	9	2.5

BGBGs食物摄入情况核对表

下面是一张简单的核对表，你可以在日常生活中用它来记录自己吃下了多少BGBGs食物。

一周BGBGs食物摄入情况

食物	星期一（√）	星期二（√）	星期三（√）	星期四（√）	星期五（√）	星期六（√）	星期日（√）
浆果（每日）	☐	☐	☐	☐	☐	☐	☐
豆类（每周 3~4 次及以上）	☐	☐	☐	☐	☐	☐	☐
深绿叶菜（每日）	☐	☐	☐	☐	☐	☐	☐
全谷物（1/4 盘）	☐☐☐	☐☐☐	☐☐☐	☐☐☐	☐☐☐	☐☐☐	☐☐☐
坚果和种子（每日）	☐	☐	☐	☐	☐	☐	☐

付诸实践

我将：

_____

_____

例：

• 把BGBGs食物加入我的每周购物清单；

• 把坚果和种子放在茶壶旁的罐子里；

• 午餐后吃些浆果作为甜点；

• 在下周的星期二、星期四和星期五的晚餐中加入豆类；

• 计算食物中纤维与碳水化合物的占比，购买高纤维面包；

• 买些菠菜和羽衣甘蓝制作绿色冰沙。

这样我就可以（"天才肠道"的目标）：

_____

例：大多数时候都吃BGBGs食物。

如此一来（"天才肠道"给身体的回馈）：

_____

例：我会感觉营养均衡，充满活力！

小结

• BGBGs食物指豆类、绿色蔬菜、浆果、谷物、坚果和种子。它们对你的肠道、微生物组和大脑健康尤为有益。

- 豆类的纤维含量比水果和蔬菜高，而且富含多酚。

- 选择面包、谷物和面食等谷物食品时，应选择每 10 克碳水化合物中至少含有 1 克纤维的食品（参见包装背面的营养成分表）。

- 浆果、深绿叶菜、坚果和种子富含纤维、多酚和多酚类化合物，有益肠道和大脑健康。

每天吃点儿发酵食物

　　发酵食物指经过安全、有益的细菌和酵母菌转化的食物。例如，酸面包会经历发酵过程，韩式泡菜和德式酸菜也会在密封罐中神奇地冒泡。这是因为细菌和酵母菌以食物中的淀粉和糖为食，从而改变了食物的外观、营养和味道。发酵食物并不会像冰箱里过期的奶油奶酪那样长出霉菌。食用这些经过微生物作用的食物是安全的，而且往往对身体有益。

　　细菌和酵母菌会自然地附着在生鲜食品上，并存在于我们周围的空气中，只是我们看不见它们而已。发酵作用在很大程度上要归功于一种常见细菌——乳酸菌。在摄取食物中的淀粉和糖分后，乳酸菌会产生乳酸和少量酒精作为副产品。乳酸通过改变食物的酸度来帮助保存食物，防止食物变质，这也是为什么发酵食品通常会有一股像醋一样浓郁的酸味。在人类发明冰箱之前，发酵就是保存食物的一种有效方法。今天吃发酵食物似乎是个热门趋势，但其实发酵食物的历史已经有几千年之久了。

科学家认为，人类在进化过程中，大脑的体积增长了 3 倍，内脏却缩小了 40%。长期以来，人们认为大脑的增长和肠道的缩小是因为我们发明了火和烹饪，肠道工作量因此减少，而大脑获得了更多的能量。除此之外，还有一个可能性更大的原因：发酵。[1]

和烹饪一样，发酵可以使营养物更容易被吸收，让肠道消化食物的难度降低，使食物的保存期限延长。远古时期，烹饪往往依赖于特定的工具、木材和生火诀窍，这些都有一定的难度；发酵则可以自然而然地发生，人们只需要把吃不完的食物储存在阴凉干燥的洞穴里，结果是要么食物发酵了，要么食物变质了。

如何鉴别发酵食物？

几乎任何食物都可以发酵。有趣的是，从新鲜的硬面包、红酒、橄榄到奶酪，我们可能会在不知不觉中吃下大量发酵食物。发酵食物主要分为两类：一类是活性发酵食物，即发酵食物的微生物在你食用时仍然活着；另一类是经过发酵但微生物已经死亡的食物，其中的微生物通常因烹饪、巴氏杀菌或罐装过程中的高温而失活。分辨这两类发酵食物的方法是，如果发酵微生物有活性，这类食品就会出现在超市的冷藏柜中。如果把活性发酵食物（如康普茶或韩式泡菜）放在冷藏柜外太久，发酵过程就会在室温下加速，如果它们是罐装或瓶装的，几天或几周后它们可能就会因为释放的气体压力过大而爆炸。

还有一些食物不是发酵食物，但有时会被误认作发酵食物，比如醋腌菜。醋是一种发酵食物，但用醋腌制的食物并不是发酵食物。醋腌菜对肠道健康的益处比不上泡菜，但醋（尤其是富含多酚的醋）确实能促进肠道有益菌生长，[2] 所以沙拉里也可以放些醋！更容易让人混淆的是，有些食物（如德国酸菜）既可以腌制，也可以发酵。因此，如果你想买活性发酵食物，就一定要选择放在超市冷藏柜里的食品。

活性发酵食物	失活发酵食物	非发酵食物
德国酸菜	酸面包	醋腌菜
开菲尔	巴氏杀菌酸奶	果酱、果冻和酸辣酱
活菌酸奶	耐贮存发酵食物	烟熏肉和烟熏鱼
味噌	预制的大豆发酵食品	听装食品
未经巴氏杀菌的奶酪	丹贝	脱水水果和脱水蔬菜
巴氏杀菌奶酪 （活性乳酸菌含量较少）	罐装或听装橄榄	
康普茶	葡萄酒、啤酒、烈酒	
韩式泡菜	酱油	
发酵蔬菜	咖啡	
乡村干酪	可可	
新鲜橄榄	巴氏杀菌醋	
淡啤酒	鱼露	
纳豆		
发酵萨拉米		
未经巴氏杀菌的醋		

活性发酵食物能为你的肠道提供新的细菌，增加肠道微生物组的多样性。[3] 不过，我们也没必要为因烹饪或巴氏杀菌而失活的那些微生物感到可惜。即使已经死亡，它们仍然对人体有益。它们的细胞壁还存在，可以支持你的免疫系统，促进肠道健康。发酵过程本身也带来了其他好处。

发酵的超能力包括以下几种：

- 通过分解某些阻碍吸收的分子，使某些营养物更易被吸收。
- 在发酵过程中产生有益的代谢物。
- 制造更多的维生素，比如B族维生素。
- 通过分解部分麸质和乳糖，使对麸质或乳糖不耐受的人更容易消化某些食物，比如酸面包和开菲尔。
- 与非发酵食物相比，细菌和酵母菌会吸收部分糖分，从而降低糖含量，有助于控制血糖水平。
- 增强口感和风味！

很多发酵食物体现了我们与微生物在食物层面的合作。在韩国，如果你的泡菜做得好，就会有人夸你有"手味"（son-mat），意思是你手心的温度成就了这道美食。很多用于发酵奶酪的细菌与我们皮肤上的细菌相似。几年前，伦敦维多利亚和阿尔伯特博物馆（V&A）举办了一次食品展览，展出了利用从名人身体部位（肚脐、腋窝、脚趾和鼻孔等）采集的细菌发酵的奶酪。幸亏那次展览仅限观看，不能品尝！无论是看上去还是闻起来，它们都很像我们平常吃的奶酪，就是不知道是否真有人有勇气品尝它们的味道。

是过客而非居民？

当你吃下活性发酵食物时，食物中的细菌会在肠道中经历漫长的旅程和严峻的地形。其中只有一小部分"细菌冲锋兵"可以穿过胃中的胃酸和小肠中的碱性胆汁，到达大肠中的"微生物组营地"。[4]

哪怕这些新细菌进入了大肠，它们也不一定会受到夹道欢迎。为了成为你肠道微生物组的一部分，之前那些成功在此安家的细菌付出了艰辛的努力。这里的食物、空间都很有限，可以想象当"外来菌"到来时，需要加倍努力才能留下来。显然，它们中的绝大部分都没有成功。它们往往会在肠道里搭个帐篷住上几天，然后又跟随粪便排出体外。虽然听上去很无奈，但这并不意味着它们在你体内时不会影响你的健康。把它们想象成交响乐团中的临时巡回乐手吧，它们可能会给肠道微生物组的演奏带来些许不同的元素，但除非你不断地给它们补充营养，否则它们最终还是会离开。如果它们能得到茁壮成长所需的食物，又没有太多竞争，就会在大肠中驻扎下来。

发酵食物都含有益生菌吗？

发酵食物通常被称为益生菌食物，但其中真正称得上益生菌食物的只占少数。益生菌是一种特定的菌株，科学研究表明，人体内含有一定量的益生菌是对健康有益的。问题是，我们通常不知道一瓶开菲尔或一罐泡菜中含有哪种细菌，也不知道它们的数量是否足以对健康产生影响。但这并不一定意味着它们对我们没有任何好处。

你的肠道需要多少发酵食物？

对于发酵食物，即使是经常少量食用，也可能会对健康有帮助。不论你平常会吃多少发酵食物，你都可能会对斯坦福大学的这一研究感兴趣：研究人员发现，每天食用 6 份或 6 份以上①的发酵食物，可以在 10 周内增加参与者肠道细菌的多样性，并降低他们的炎症水平。[5]我知道每天食用 6 份发酵食物听起来似乎很多，但我希望下表可以让它显得不那么可怕。

餐食	发酵食物	发酵食物份数
早餐	浆果、酸奶、坚果和种子、燕麦片	1
午餐	罐装金枪鱼、烤土豆、绿色沙拉、乡村干酪和德国泡菜	2
下午茶	苹果和未经巴氏杀菌的蓝纹奶酪配燕麦饼干和泡菜	2
晚餐	鸡肉泡菜炒饭和长青豆	1
		总份数：6

其实，关键在于找到一个最适合自己的数字。你可以随时增加发酵食物的摄入量。请记住，包括本研究在内的许多研究并不想调查"最佳"或"最小效应"摄入量是多少，而是会选择相对大的摄入量，以便在较短的研究期内更清楚地看到潜在的效应。至于你，则更应着眼于长远利益。对你来说，10 周在你的一生中不算什么，只是一眨眼的工夫。这就意味着，在数月乃至数年的时间里，即便你吃下的发酵食物很少，也会有助于你的肠道微生物组和你的身体健康。因此，去寻找能让你感到舒服的平衡点吧。

在哪里可以买到发酵食物？

购买发酵食物虽然省时省力，但价格不菲。你可以在大型超市、健康食品专卖店或网上商店买到它们。

---

① 研究认为每份食用量为：昆布茶、酸奶、开菲尔、酪乳、卡瓦斯 = 6 盎司（170 克）；泡菜、酸菜、其他发酵蔬菜 = 1/4 杯（30~50 克）；蔬菜盐水饮料 = 2 盎司（50 克）。

发酵食物与心情

发酵食物如何影响我们的情绪和思维？有一些早期研究提供了不错的证据。一项针对 700 多人的研究着眼于参与者的焦虑症状，结果显示，食用发酵食物的人比不食用的人焦虑程度低。[6]另一项研究发现，每天喝两杯开菲尔，仅持续 4 周就能改变负责情绪的脑区，使参与者能够更好地解读他人的情绪。[7]发酵食物似乎也有助于思考，每天吃发酵食物的人往往比不这样做的人能更长时间地保持健康的大脑功能。[8]

开菲尔

我第一次接触开菲尔是在我十几岁的时候，那是一位刚从土库曼斯坦回来的艺术家送给我的。她和那里的游牧民族一起生活了一段时间。此后，她越来越喜欢发酵牛奶的酸味，而且多年来一直自己动手制作开菲尔。在那之前我从未听说过发酵食物，当她递给我一杯开菲尔时，我还暗暗祈祷自己不会因此发生食物中毒。我大口大口地把它喝了下去，结果什么都没发生。现在，喝开菲尔已经成了我日常生活的一部分。

如果你刚开始接触发酵食物，不妨试试活菌酸奶或开菲尔等发酵乳制品。迄今为止，酸奶和开菲尔是所有发酵食物中对肠道细菌和健康最有益的。酸奶和开菲尔都是用特定类型的细菌发酵而成的，不过开菲尔含有的细菌和酵母菌种类更丰富。开菲尔可能会影响肠道和大脑之间的双向交流。在小鼠身上，开菲尔已被证明能改变它们的肠道菌，从而向它们的大脑发出信号，释放出更多的镇静神经递质GABA。[9]每天喝开菲尔还被证明能改善我们的记忆力，包括记住面孔、名字和钥匙放在哪里等。[10]

开菲尔发酵技巧如下：

- 在网上购买开菲尔颗粒并把它们加到牛奶中，自己制作开菲尔。你也可以把从商店买来的开菲尔菌株倒入新鲜牛奶，自己制作开菲尔。这样不仅便宜得多，还能少用塑料瓶！
- 如果你不能喝牛奶或不喜欢喝牛奶，也可以用椰奶或水制作开菲尔。不过，这样制作出来的开菲尔所含的细菌种类往往没有奶制开菲尔多。

开菲尔/酸奶创意菜谱

- 早餐麦片配开菲尔或酸奶、浆果、烤坚果和种子；
- 用种子、燕麦、开菲尔或酸奶、干果、苹果、胡萝卜碎和肉桂制成的隔夜燕麦片；
- 用开菲尔或酸奶拌沙拉，增加奶香味；
- 用开菲尔或酸奶作为冰沙的基底；
- 用香草味酸奶或开菲尔作为肉类和蔬菜菜肴的配菜；
- 用酸奶或开菲尔作为冰激凌的基底，配上香蕉和蜂蜜；
- 制作添加冷冻水果的开菲尔冰棒。

康普茶

康普茶是一种发酵茶，经常出现在人们的视野中，不过目前关于它对人体健康影响的研究还不多，也没有关于它对人类肠道微生物组影响的研究。需要注意的是，市售的康普茶可能含有大量添加糖，使其更加可口。这是因为在康普茶的制作过程中要加入大量糖分来喂养酵母菌和细菌。所以，即使康普茶没有经过充分发酵，其含糖量仍然较高。当然，偶尔喝喝也是可以的，但不应该打着促进肠道健康的旗号。真正的康普茶的味道应该是相当酸的，不会那么甜。有些生产商还会对康普茶进行巴氏杀菌，以延长其保质期，但这样做反而会导致微生物失活。

- 请检查所添加的糖，最好选择每份糖含量低于 5 克的康普茶。
- 康普茶的产品标签上应标注是新鲜或未经巴氏杀菌的，以确保你喝到的微生物具有活性。
- 如果是传统发酵的康普茶，你有时就会看到细菌和酵母在瓶底形成的些许沉淀，这是没有问题的。

奶酪

奶酪可以用经过巴氏杀菌或未经巴氏杀菌的牛奶（含有天然存在的活菌）来制作。不过，大多数奶酪即使经过巴氏杀菌，最终产品中也会含有少量细菌，因为细菌会被重新加入牛奶，使牛奶凝结成凝乳和乳清，以制成奶酪。使用的细菌类型不同，奶酪也会有不同的风味和口感。值得注意的是，用未经巴氏杀菌的牛奶制作的奶酪携带有害菌的风险也较高，可能会让人生病，因此不建议孕妇、幼儿、身体不适或免疫系统较弱的人食用。

- 除了孕妇、免疫力低下者、身体不适者或儿童，我们应该尽量选择未经巴氏杀菌的奶酪，以增加细菌的含量。不过，这也取决于你的个人喜好。

• 陈年奶酪并不一定含有更多的活菌，哥瑞纳帕达诺奶酪、帕玛森奶酪和瑞士格鲁耶尔奶酪在放置一年后就检测不到活菌了。[11]

细菌含量高的十大奶酪	细菌存活时间
提尔西特奶酪	2~4 个月
墨西哥新鲜奶酪	5 天
瑞士奶酪	6 个月
荷兰高达奶酪	1 个月
意大利帕尔马奶酪	2~5 个月
英国斯蒂尔顿奶酪	保质期内
意大利波罗夫洛干酪	3~10 个月
意大利佩科里诺罗马诺奶酪	3~10 个月
门斯特奶酪	保质期内
意大利马苏里拉奶酪	保质期内
西班牙曼彻格奶酪	5 个月

奶酪是否有害人体健康？

　　奶酪含有大量饱和脂肪，这对血管健康不利，包括为大脑提供营养和能量的血管。然而，乳制品对健康的影响似乎不仅与它们的成分有关，还与"食物矩阵"（food matrix）有关。这不是指电影《黑客帝国》中尼奥与史密斯特工的对决，而是食物中所有分子如何排列在一起的矩阵，有点儿像俄罗斯方块游戏。你可以拥有完全相同或相似颜色和数量的方块，但它们可以以不同的方式组合在一起。

　　奶酪和黄油虽然营养成分非常相似，但对血管健康的影响却不同，这可能是因为它们的食物矩阵不同，黄油比奶酪更容易提高"坏"胆固醇水平。[12] 奶酪发酵过程中产生的活菌同样有助于降低饱和脂肪对胆固醇水平的不良影响。[13] 不过，这有可能完全取决于摄入量。一项荟萃分析发现，每天吃 40 克奶酪的人患心脏病和脑卒中的风险往往比吃得更少或吃得更多的人低 10%。[14]

奶酪创意菜谱

- 在燕麦饼或饼干上撒上奶酪和发酵蔬菜，作为零食食用；
- 将奶酪刨成薄片或碎屑放到沙拉中，或加到蔬菜菜肴中；
- 与酸奶混合制成蘸酱；
- 加到调味汁中，或者将软奶酪用作调味品。

韩式泡菜、德式泡菜和其他发酵蔬菜

发酵蔬菜对肠道健康有三重功效。它们含有纤维、多酚和活菌，以及维生素、矿物质和其他生物活性化合物。吃发酵蔬菜可以改变肠道菌群，减少肠道有害菌，增加肠道有益菌。[15]

- 你可以在超市冷藏区找到活性发酵蔬菜。
- 选择不同种类，尽情享受品尝新口味和新组合的乐趣！
- 从罐子里取出发酵蔬菜时，要保持餐具清洁，而不要重复使用，以免可能的致病菌污染余下的发酵蔬菜。如果你在家自制发酵蔬菜，也要确保手部清洁。

- 如果发酵蔬菜上有一层霉菌，请全部扔掉。对肠道微生物组造成最大破坏的因素之一是什么？答案是：食物中毒。刮掉的霉菌只是你能看到的部分，只清除一部分的做法得不偿失。

泡菜、德国泡菜和其他发酵蔬菜的创意菜谱

- 配奶酪和饼干；
- 加到沙拉中；
- 搭配肉类；
- 拌入米饭或谷物；
- 放在牛油果吐司上。

酸面包

酸面包的制作用的不是商业酵母，而是一种由面粉、野生酵母菌和细菌组成的"酸面酵"。在微生物的作用下，面团开始发酵。将酸面包放到烤箱中烘烤，活细菌和酵母菌会因高温而失活，但酸面包的制作过程本身就有益人体健康。对肠易激人群来说，酸面包更容易消化，因为发酵过程会分解一些麸质和果聚糖，而大量摄入这些物质会让肠易激人群出现肠道不适。而且，酸面包中的一些营养成分更容易被吸收，因为发酵过程会分解某些阻碍营养吸收的化合物。

如今，许多超市都顺应吃酸面包的潮流，推出了"快制酸面包"。如何确保你买到的是真正的酸面包，我这里有个简单的小窍门，就是查看包装上的产品配料表：

- 应该只含有面粉、水和盐；

- 不应使用商业酵母；

- 保质期不应超过几周或几个月。

酸面包的纤维含量不一定比其他面包高。纤维取决于制作面包所用面粉的种类，以及是否含有种子。有时，商店里的普通面包反而含有更多的纤维，因此对你的肠道细菌来说，无论哪种都是很好的选择。

如何选择面包？

以下是我在购买面包时的注意事项：

- 是否用全麦面粉或黑麦面粉制作？
- 是否含有种子？
- 是酸面包吗？
- 纤维和碳水化合物的占比是多少？
- 味道好吗？

无论如何，味道最重要，买你不喜欢的面包毫无意义。

付诸实践

我将：

_____

_____

例：

- 尝试一些发酵蔬菜；
- 在早晨的冰沙中加入开菲尔；
- 吃奶酪、苹果和燕麦饼作为零食。

这样我就可以（"天才肠道"的目标）：

_____

例：每天吃下 2/4/6 种发酵食品。

如此一来（"天才肠道"给身体的回馈）：

_____

例：我感觉自己处于最佳状态！

小结

- 细菌和酵母菌在发酵过程中会分解淀粉和糖分，改变食物的营养成分、风味和外观。
- 活性发酵食物中的细菌在我们食用时仍然活着，可以为肠道微生物组增加新的细菌。
- 即使是经过烹饪、巴氏杀菌或罐装加工过程的无菌发酵食物，仍有多种健康益处。
- 每天食用 6 种或更多的发酵食物，可以增加肠道细菌的多样性，减少过度炎症，少量多次食用也是有益的。

将晚餐提前

有时，我们很难意识到自己的习惯。你是否曾经一觉醒来，瞥了一眼时钟，发现离闹钟响起还有 1 分钟？这听起来很奇怪，实际上，你的身体是一个严谨的计时员，喜欢按部就班。即使你觉得这不是你的性格特点，你的身体在很大程度上也是有条不紊、有时间意识的。因此，当你飞到一个不同时区的热带岛屿度假时，你的生物钟就会被打乱，导致在假期的头一两个晚上，你会在奇怪的时间醒来。人类的进化显然没有考虑到飞机旅行的速度与距离。如果按照身体的意愿，骑马或步行可能是更符合人体生物钟的出行方式。

人体生物钟与昼夜的明暗息息相关。你的眼睛会将光亮或黑暗反馈给大脑，特别是下丘脑，它是大脑中协调呼吸、心率和体温等无意识身体功能的部分。你的身体会聆听这种昼夜节律，为在特定时间执行特定功能做好准备。你还有另一个与此密切相关但又相对独立的时钟，它负责管理你的饮食规律，并与你的生物钟密切配合，这就是肠道时钟。肠道细菌的数量会随着你的饮食和生物钟而波动，在一天中时高时低。你的肠道细菌会帮助你将时间"传递"给你的其他器官（如肝脏），使它们跟上节奏。[1] 按时进食，与你的生物钟保持节律一致，有益于你的肠道微生物组。[2]

早些吃晚餐

从生物学的角度来看，当你处于活跃和清醒状态而不是入睡时，你的身体会进行食物的消化和营养的吸收。但这并不意味着睡眠期间人体会停止消化食物，实际上它仍在进行，只是效率不及清醒时。因此，避免晚餐吃得过晚是明智的行为，这样可以让身体有更多时间专注于消化过程，因为消化速度到了晚上会自然减慢，为睡觉做准备。在一项规模虽小但控制严格的研究中，所有参与者都在晚上 11 点就寝，但其中半数人选择在下午 6 点用餐，另外半数人则在晚上 10 点用餐。尽管用餐的时长一样，但那些用餐时间较早的人，其体内的压力激素皮质醇水平更低。[3]

进食窗口

根据人体生物钟调整进餐时间还有一种说法，叫作"限时进食"（TRE）。限时进食指在一天中的固定时间范围内进食，给身体留出一定的休息和消化时间。也可以说，限制进食的时间就是你的进食窗口（eating window），即你从早上起床后吃第一口食物到当天吃下最后一口食物的时间长度。如果你在早上 9 点吃了水煮蛋和牛油果吐司作为早餐，在晚上 7 点吃完晚餐，你的进食窗口就是 10 个小时。把进食窗口保持在 10 小时内，可以带给你更好的情绪、更多的能量、更少的饥饿感及更强的认知能力。[4,5]

你的进食窗口有多长？

在下面的方框中写下你一天中第一次和最后一次的进食时间，然后计算出这两次进食的时间间隔。

第一次进食的时间	最后一次进食的时间	进食窗口

限时进食能让你：

- 晚上睡得更好；
- 更少感到饥饿；
- 精力更充沛；
- 情绪更好；
- 肠道菌群更具多样性；
- 更好地控制血糖和胆固醇水平；
- 改善血压水平。

限时进食对人体健康的许多益处，可能部分要归功于肠道微生物组。如同人体一样，肠道细菌也需要足够长的空腹时间，以促进更多不同类型的肠道细菌繁殖，让有益菌蓬勃发展。[6]

可以在进食窗口之外的时间进食或饮水吗？

这些小窍门并不是硬性规定。如果你饿了，就听从身体的呼唤，必要时吃点儿东西也无妨。

进食窗口以 10 小时左右为宜。尽量早点儿吃完一天中的最后一餐，倾听自己的感觉，找到一种能让你持之以恒的方法。不过，任何健康建议都不是硬性规定，而只是一种工具，你可以在大多数时候，在最适合你的时间，发挥它的作用。不管怎么说，它不应该打扰你与朋友共进晚餐的美好时光。

付诸实践

我将：

_____

_____

例：

• 在我的日程表上留出午餐时间，这样我就能在固定的时间吃饭了；

• 多做一些饭菜放在冰箱里，一旦我下班晚了，回家后就有饭吃了；

• 设置闹钟，提醒我早点儿开始准备晚餐。

这样我就可以（"天才肠道"的目标）：

_____

例：早点儿吃晚饭，吃饭时间为：_____（由你来决定最适合你自己的时间)。

如此一来("天才肠道"给身体的回馈):

_____

例:我感觉自己处于最佳状态!

小结

- 进食窗口指从早上第一次进食到当天最后一次进食的时间间隔。
- 把 10 小时的进食窗口作为目标,以获得更好的心情和更多的能量。
- 你的身体有自己的时钟,喜欢按部就班。定时进食有助于消化,让身体知道该进食了。
- 灵活应变。倾听你自己的饥饿感,即使超出了进食窗口,在感到饿时也可以适当吃些东西。
- 不要让进食窗口打扰你与朋友共进晚餐的美好时光!

每周吃两次油性鱼类

在探讨油性鱼类与健康之间的关系时，我们通常会强调其对大脑健康的积极影响。然而，你可能会感到意外的是，尽管油性鱼类不含纤维，但它们对肠道健康同样有益。这些鱼类富含 ω–3 脂肪酸，它对大脑功能和肠道菌群的健康有着显著的影响。

ω–3 脂肪酸可以帮助肠道细菌产生更多的短链脂肪酸。[1] 那些血液中 ω–3 脂肪酸含量较高的人，即便饮食结构中纤维摄入量有限，他们的肠道微生物和有益菌也会更加丰富。[2] 鱼类吃了富含多酚的海草后，通过转移与积累，它们体内可能也会含有少量多酚。[3]

让我们回到大脑和 ω–3 脂肪酸的话题上来。大脑的 75% 都由水组成，但如果把大脑晾干，余下部分的 60% 是脂肪。这些脂肪中又有 1/3 是 ω–3 脂肪酸或 DHA。ω–3 脂肪酸对大脑在人生各个阶段的功能起着决定性作用。

ω–3 脂肪酸主要有三种：

- 二十二碳六烯酸（DHA）；

- 二十碳五烯酸（EPA）；

- α- 亚麻酸（ALA）。

DHA 对大脑尤为重要，因为它构成了脑细胞膜的一部分，包括神经元。你需要从食物中摄取足够的 DHA 来支持大脑。鱼类是 DHA 的重要来源，至于 ALA，你可以从核桃、亚麻籽和奇亚籽等植物性食物中获取。但问题是，ALA 在人体内转化为大脑特别需要的 DHA 的效率较低，因此我们很难通过摄取 ALA 来获得足够的 DHA。

DHA 和 EPA 的食物来源	ALA[①] 的食物来源
动物来源：鲑鱼、鲭鱼、沙丁鱼、鳟鱼、金枪鱼、对虾、鲱鱼、鱼子等富含脂肪的鱼类 植物来源：藻油补充剂	植物来源：亚麻籽、奇亚籽、大麻籽和核桃

多吃鱼！

2019 年的一项荟萃分析发现，每人每天补充 1 克或更多的 ω–3 脂肪酸（DHA 和 EPA），对缓解抑郁症状有显著帮助。[4] 虽然补充 ω–3 脂肪酸不一定要吃鱼，但这表明我们应该摄入超过主流健康指南推荐的每周 1 份油性鱼类（仅能提供上述 ω–3 脂肪酸建议摄入量的一半）。关于食物与情绪的 SMILES 试验建议每人每周至少吃两份油性鱼类，[5] 至少摄入 6 克

---

① 请记住，ALA 在人体中较难转化为 DHA，且转化速度较慢，只能产生少量的 EPA 和 DHA。

ω-3 脂肪酸，这一结论与上述有关抑郁症的荟萃分析采取的 ω-3 脂肪酸每周摄入量（7 克左右）相似。

ω-3 脂肪酸的主要食物来源	ω-3 脂肪酸（每 100 克含量）
核桃①	7.5
鲭鱼	4.8
腌熏鲱鱼	3.4
养殖鲑鱼	3.3
鲱鱼	2.7
野生鲑鱼	2.6
沙丁鱼	2.5
鲱鱼	1.8
鳟鱼	1.7
海鲈鱼	1.7

经常吃鱼的人到了晚年往往会在海马和前额叶皮质等关键脑区保留更多的灰质，[6] 这与良好的认知功能有关，被视为大脑健康的积极标志。每周吃 4 份以上（这是目前主流指南的 2 倍）鱼类，而不仅仅是油性鱼类，可以减缓年龄增长导致的记忆力衰退。[7] 事实上，研究人员评估了近 8 000 名参与者 5~10 年的生活方式后发现，吃鱼是让他们比同龄人脑力更高的一项最重要的饮食因素。[8] 谁不想比别人脑筋转得更快呢？

所以，找到你自己喜欢的鱼类菜谱，去享用它们吧，无论是寿司、咖喱鱼、烟熏鲑鱼炒鸡蛋，还是在夏季烧烤时将整条鱼塞满香草和柠檬，都是不错的选择。

---

① 要记住，对于含有 ALA 的食物，你的身体很难将 ALA 转化为 DHA，只能以慢速转化很小部分的 EPA 与 DHA。

以可持续的方式选购鱼类

在我们食用的海产品中，有80%都来自5个主要海洋物种。目前，有1/3的鱼类捕捞量已经超过了可持续限度，因此我们在购买鱼类时，不仅要考虑健康和口感，还要考虑自己的购买行为对地球的影响。在超市选购鱼类时，不妨留意其产品标签上是否标明了它们来自可持续的食物来源。比如，这些标签通常会标注"负责任采购"或"可持续采购"的字样。选择有机鱼类，对环境造成的负担也会相应减轻。海产品的可持续性取决于种类、捕捞或养殖方法及捕捞地点。若你希望做出更环保的选择，以下是一些可持续的鱼类替代方案：

蓝鳍金枪鱼或黄鳍金枪鱼→用鱼竿或鱼线捕捞的鲣鱼或长鳍金枪鱼；

帝王虾或老虎虾→有机虾或认证虾；

野生鲑鱼→阿拉斯加太平洋鲑鱼、有机或经认证的养殖鲑鱼或养殖鳟鱼。

其他可持续的油性鱼类包括沙丁鱼、贻贝、蟹、鲱鱼、凤尾鱼和鲭鱼。

如果你在鱼贩处或超市鱼类专柜买鱼，可以询问鱼的产地和捕捞方式。

ω-3 脂肪酸也有最强辅助

鱼类不仅是蛋白质和 ω-3 脂肪酸的重要来源，还含有对大脑健康非常重要的B族维生素、胆碱和铁，它们与ω–3脂肪酸或DHA共同发挥作用。和超级明星一样，DHA也需要强大的幕后团队的支持才能大放异彩。如果没有B族维生素和胆碱的辅助，DHA就不能很好地工作。这或许可以解释为什么在有关ω–3脂肪酸补充剂的研究中，有些显示它可以影响我们的情绪和认知，有些则没有显示出这种联系。

DHA只有在其他营养物质的辅助下才能被大脑利用，比如B族维生素和胆碱。毕竟，除了非常勇敢的人，谁会喜欢独自一人去参加派对呢？大家一般都会同几位朋友相伴前往。DHA需要以磷脂酰胆碱的形式抵达大脑，在磷脂酰胆碱中，DHA与B族维生素结合在一起，只有这样它才能被大脑有效吸收和利用。磷脂酰胆碱对大脑神经元的细胞膜来说非常重要，是它们正常工作的关键所在。肉类和鸡蛋中也含有胆碱，深绿叶菜中则含有B族维生素。

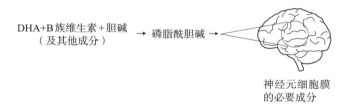

图 12　DHA只有在其他营养物质的辅助下才能被大脑利用

选购鱼类时，越新鲜越好

　　挑选鱼类时，你要看它们的眼睛是否清澈，鱼鳃是否鲜红。如果鱼类不新鲜，眼睛就会变得浑浊、干涩，鱼鳃的颜色也会变得暗淡。新鲜鱼类的鱼鳃应该是鲜艳的深红色。如果你不确定，或者鱼已被切成了鱼片，那你可以询问鱼贩或超市的柜台服务员，哪条鱼最新鲜。

烹饪鱼类

你知道鱼类烹饪有什么优势吗？它熟得很快，放到烤箱中不超过 15 分钟就烤好了，用平底锅煎的话用时就更短了。不过我还记得，刚开始学习烹饪时，我对鱼类非常恐惧，以至于很长一段时间都不敢做鱼。我要么担心鱼没煮熟，要么担心煮过头了，鱼肉很柴。不用怕，尽管去试一试吧，做鱼真的没有那么难。

用平底锅煎？

这种烹饪方法特别适合鲭鱼、鳎目鱼之类的薄鱼片。对于厚实的鱼片，比如鲑鱼，用烤箱烤会更加合适。在煎制过程中，重要的是用纸巾轻拍鱼片表面，吸走多余的水分，这有助于避免粘锅。首先，确保平底锅足够热，如果把手放在锅上方能感受到强烈的热气，温度就对了。接着，往锅里倒一点儿油，再放入鱼片。接下来的几分钟内，不要去触碰或翻动鱼片，否则它可能会粘锅。当鱼片的两侧开始变得干瘪且不再透明时，就可以翻面了。同样，翻面之后，也不要频繁翻动。耐心等待，最终你会得到一份完美的煎鱼。

用烤箱烤？

对于鲑鱼或其他厚鱼片，一个不错的烹饪技巧是在 180 摄氏度的温度下烤制 10~15 分钟，具体时间根据鱼片的厚度来决定。如果你担心鱼片烤得过于干硬，让鱼片保持鲜嫩多汁的窍门就是，先用烘焙羊皮纸折出一个"烤包"，然后将鱼片和一些液体（如白葡萄酒或特级初榨橄榄油），以及柠檬片和香草（根据个人喜好添加）放入其中。将"烤包"封口后，放入烤箱烤至鱼片熟透。这种方法不仅可以让鱼肉鲜美多汁，也可以让清理烤箱的工作变得轻松一些。

如何判断鱼熟了？

标准之一是鱼肉不应该呈半透明状。此时，你会看到鱼肉中流出的一些汁液变白了。用叉子轻轻一划，鱼肉应该很容易"剥落"。如果你还是不确定，可以在鱼肉最肥美的地方划上一刀，就知道它熟没熟了，这是初学者最容易建立信心的方法。无论如何，人们更关心的是鱼的味道，而不是看起来整齐却没熟透的鱼片！

我不吃鱼，该怎么办？

核桃、亚麻籽和奇亚籽等植物来源的 ω-3 脂肪酸含有 ALA，但你的身体很难将其转化为 DHA。不过，有些藻类天然可以产生 DHA 和 EPA。如果你是素食主义者，或者完全不喜欢吃鱼，那么藻油补充剂是代替鱼或鱼油 ω-3 脂肪酸补充剂的最佳选择。此外，还要确保摄入足够的富含 B 族维生素的食物，比如深绿叶菜、全谷物和豆类。

汞的富集

汞是一种天然元素，但工业污染导致我们的海洋中含有过多的汞。摄入大量汞对人体有害。汞会在鱼类体内富集，无论世界哪个地方的鱼类，都含有少量的汞。不过，有些鱼类的汞含量比其他鱼类高，尤其是体形较大、寿命较长的鱼类。所以，如果你怀孕了或正在备孕，就不要吃鲨鱼、剑鱼或枪鱼，每周吃的金枪鱼也不应该超过4罐，因为孕妇体内汞含量较高会损害胎儿的神经系统发育。

不要抛开剂量谈毒性，这要取决于你吃了多少，以及吃的频率。对我们大多数人来说，吃大鱼是安全的。如果你实在担心汞含量高的问题，也可以多吃沙丁鱼、鲲鱼、鲱鱼等小型鱼类，或者吃蛤、蟹、螯虾等海鲜。鲑鱼和鳟鱼的汞含量通常也很低。

付诸实践

我将：

_____

_____

例：

- 在冰箱里储备冷冻大虾；
- 将鳟鱼或可持续鲑鱼列入每周购物清单；
- 确保橱柜里有罐装金枪鱼和罐装沙丁鱼；
- 今晚做一份虾仁蔬菜炒饭。

这样我就可以（"天才肠道"的目标）：

_____

例：每周吃两次油性鱼类。

如此一来（"天才肠道"给身体的回馈）：

_____

例：我感觉自己处于最佳状态！

小结

- ω-3脂肪酸是一种支持肠道菌群多样性的脂肪，对大脑健康来说至关重要。
- DHA是一种特殊的ω-3脂肪酸，它是大脑神经元细胞膜的组成部分。
- 争取每周至少吃两份油性鱼类。
- 尽量选择可持续的鱼类。

黑巧克力可让人心情舒畅

吃点儿你喜欢的东西

吃巧克力是人生最大的乐趣之一，你同意我的说法吗？我敢肯定，每个人脑中都有一则令他印象最深刻的巧克力广告。如果你承认自己是一个人，而不是一个机器人，你就会喜欢甚至有时会渴求甜食。此时，一小块可可固形物含量为85%的黑巧克力就能为你提供所需的甜味。

我们应该感谢黑巧克力主要基于以下几个理由：

- 黑巧克力的纤维含量特别高，每100克黑巧克力中大约含有11克纤维！
- 可可粉富含多酚——黑巧克力中的可可固形物含量越高，多酚含量就越高。

- 黑巧克力含有可可碱，意为"神的食物"。可可碱与咖啡因同属一个家族，但它的"刺激感"更强。可可碱还能扩张血管，改善血流，让含有更多氧气和营养的血液流向大脑，从而让你更警觉、更专注。
- 黑巧克力中含有可模拟内源性大麻素的化合物，它是一种神经递质，能让人十分快乐；黑巧克力还含有苯基乙胺，能够提高你的快乐激素水平，给你带来愉悦的心情。[1]
- 黑巧克力能满足你对甜食的部分需求！

你的肠道和大脑都特别喜欢可可固形物含量为 85% 的黑巧克力吗？一项研究发现，每天吃 30 克（约两小块）可可固形物含量为 85% 的黑巧克力，可以改善参与者的情绪和肠道细菌的多样性。研究人员还发现，我们的情绪与某些肠道细菌类型之间存在特定的联系，这表明黑巧克力的某些情绪改善作用受到肠道微生物组的影响。[2]

尽情享受黑巧克力吧

真正的黑巧克力颜色非常深，味道也非常浓郁。如果你觉得可可固形物含量为 85% 的黑巧克力味有点儿苦，就搭配一些水果和坚果吃吧，这样不仅能增加甜味、丰富口感，还能帮助你额外摄入一些纤维。如果你餐后想吃点儿甜食，或者下午想吃点儿甜点，这可算是一个双赢的选择。

试试把下表中的某些食物组合在一起，至少可以帮你增加 5 克的纤维摄入量。

食物	数量（克）	纤维（克）	总量（克）
可可固形物含量为 85% 的黑巧克力	30（2 小块）	3.5	6.6
1 个小梨子	115	3.1	
可可固形物含量为 85% 的黑巧克力	30	3.5	5.0
3 个中等大小的草莓	39	1.5	
可可固形物含量为 85% 的黑巧克力	30	3.5	5.5
10 颗覆盆子	40	2.0	
可可固形物含量为 85% 的黑巧克力	30	3.5	5.6
1 个中等大小的苹果	174	2.1	
可可固形物含量为 85% 的黑巧克力	30	3.5	5.3
3 颗杏脯	24	1.8	
可可固形物含量为 85% 的黑巧克力	30	3.5	6.1
1 把混合坚果	30	2.6	
可可固形物含量为 85% 的黑巧克力	30	3.5	5.1
1 个小橘子	40	0.6	
1 块燕麦饼	11	1.0	
可可固形物含量为 85% 的黑巧克力	30	3.5	5.6
杏仁（10 颗）	10	1.6	
葡萄干（1 汤匙）	18	0.5	
可可固形物含量为 85% 的黑巧克力	30	3.5	5.1
2 颗西梅	16	0.8	
腰果（10 粒）	18	0.8	
可可固形物含量为 85% 的黑巧克力	30	3.5	5.6
爆米花（3 把）	15	2.1	

付诸实践

我将：

_____

_____

例：

· 储备可可固形物含量为 85% 的黑巧克力；

· 用黑巧克力搭配杏仁和水果；

· 尽情享受黑巧克力。

这样我就可以（"天才肠道"的目标）：

_____

例：满足我对甜食的渴求。

如此一来（"天才肠道"给身体的回馈）：

_____

例：我感觉自己更快乐，身体状态更平衡！

小结

· 黑巧克力的纤维含量非常高，是多酚的丰富来源。

· 黑巧克力含有能让人感觉良好的化合物。

· 可可固形物含量为 85% 的黑巧克力能改善肠道菌群，而肠道菌群与我们的情绪有关。

- 饭后想吃甜食时，可以将黑巧克力与水果或坚果搭配，至少能帮你增加 5 克的纤维摄入量。

早餐摄入一些蛋白质和纤维

我十分支持吃早餐。但让我沮丧的是，人们关于"吃不吃早餐"的争论，往往只围绕着体重展开。关于这一点，似乎还没有定论，我自己的研究也发现早餐与体重之间没有任何联系。[1] 早餐与你的健康、情绪、能量水平、思维能力、肠道微生物组之间是什么关系呢？目前的讨论似乎忽略了这些，让我们重视起来吧。不吃早餐会让你感觉更累，更焦虑。[2] 如果你是一个不吃早餐而靠喝咖啡度日的人，希望以下文字能说服你重拾早餐。

早上不饿就可以不吃早餐吗？

人体有很强的适应能力，如果你总是不吃早餐，久而久之，你的身体就会知道那个时间段没有食物供应，饥饿信号也会因此关闭。反之，如果你坚持每天吃早餐，一段时间后身体就会重新激活饥饿信号。在此期间，你可以尝试下列方法：

先从少量清淡的食物开始，然后逐渐添加以下食物：

- 冰沙；
- 一小碗希腊酸奶或酸乳酪配水果、坚果和种子；
- 烤鸡蛋、菠菜和羊奶酪松饼；
- 花生酱和香蕉吐司。

尽量每天早上在同一时间进食：

身体有自己的生物钟，它会习惯在特定时间进餐。如果可以的话，每天早上在同一时间进食有助于让身体明白"到吃早餐的时间了"。

吃早餐前先活动一下身体：

早上做些运动有助于"唤醒"你身体的新陈代谢，增加你的食欲。你可以散步，做一些伸展运动，跑步或健身。

你的肠道细菌也想打破空腹状态！

不吃早餐的人往往比吃早餐的人吃得更不健康，[3] 其中对肠道细菌友好的食物就更少了。如果不吃早餐，你就更难在一天中为肠道微生物组摄入足够的纤维。从英国和美国到墨西哥和澳大利亚，不吃早餐的人比吃早餐的人摄入的纤维、维生素和矿物质更少。[4] 不吃早餐的人往往还会吃更多零食和不太健康的食物。

吃早餐似乎能让我们更快乐。研究发现，每天吃早餐的人最快乐，而从来不吃早餐的人心情最糟糕。[5,6] 对涉及 40 多万名参与者的部分研究进行的荟萃分析发现，不吃早餐的人患抑郁症的风险更高，而且更容易感受到压力，在所有年龄组中都是如此。[7]

坦率地说，早餐时间总是很匆忙，不是吗？你可能会匆匆起床，在出门前三下五除二吃掉一碗麦片，或者坐在办公桌前几口吃完一片吐司。如果时间允许，我建议你还是要好好对待早餐，因为它会给你带来良好的感觉，并为接下来的一天做足准备。

为肠道细菌提供富含纤维的早餐

说到早餐的终极组合，你可以回看本书第 19 章中的内容，即如何搭配食物才能让你长时间保持饱腹感并且精力充沛。在这里，我们会重点关注在早餐中添加纤维和蛋白质，这能让你一天活力满满。我们先从纤维开始。

首先，保证你的早餐是"肠道友好型"：

• 全谷物：全麦吐司，全麦麦片，麦片粥等；
• 水果：浆果，热带水果，烤苹果，梨；
• 蔬菜：绿色冰沙，菠菜炒鸡蛋，胡萝卜碎拌麦片，烤西红柿等；
• 豆类和豆制品：鹰嘴豆泥，豆类沙克舒卡饼；
• 坚果和种子：撒在甜点或咸点上，在吐司上涂抹坚果酱；
• 发酵食品：开菲尔或酸奶，发酵蔬菜，牛油果吐司或吐司加鸡蛋。

添加蛋白质会减少你对某些食物的渴求

科学家发现，吃早餐能大大减弱我们一天中对甜食和咸食的渴求，而富含蛋白质的早餐最能减少我们对咸味、营养密度较低的食物的渴求。[8,9] 秘诀就是在早餐中加入纤维和蛋白质。当你为肠道细菌提供营养餐，启动短链脂肪酸的生产，同时为一天做好准备时，你也会倾向于在这一天吃更多对肠道有益的食物。

以下是一些简单易行的早餐建议：

- 20~30 克蛋白质：鸡蛋、熏鲑鱼、乡村干酪、希腊酸奶和坚果酱等，能让你长时间保持饱腹感和充沛的精力；
- 为肠道细菌提供纤维和多酚：全谷物、蔬菜、水果、豆类和豆制品、坚果和种子，比如全麦谷物、有籽黑麦面包、浆果、烤西红柿、菠菜；
- 一些发酵食品（如果你喜欢）：开菲尔、酸奶、酸面包、发酵蔬菜。

当你做早餐时，如何添加蔬菜或水果？

你可以：

- 将苹果切片，放入燕麦粥；
- 在炒鸡蛋中加一些西葫芦、菠菜和香草；
- 在花生酱或果酱吐司上撒一些覆盆子碎。

坚果和种子及麦麸和燕麦麸等杂粮的纤维含量也特别高，非常适合添加到早餐中。

记住，你要制定的是每天食用的早餐菜谱，而不是刻板的规定。因此，你不必把自己最喜欢的含糖麦片扔进垃圾桶。你可以偶尔享用它的甜蜜，或者在含糖麦片中添加希腊酸奶、水果、坚果和种子，以增加蛋白质和有益肠道的纤维摄入量。

下表列举了三种早餐，它们能为你提供 10 克左右的纤维和不少于 20 克的蛋白质。这些都只是建议，而不是硬性规定；你可能会发现自己想多吃一点儿或少吃一点儿，这取决于你当天的饥饿感和饱腹感。

菜谱	食物	蛋白质（克）	纤维（克）
熏鲑鱼、牛油果和炒鸡蛋配黑麦吐司	1 片黑麦面包	3	6.2
	1/2 个牛油果	1.3	2.2
	2 个鸡蛋	13	0
	烤混合种子（1 汤匙）	2.7	0.7
总计		**20**	**9.1**
隔夜燕麦	35 克燕麦	4.1	2.7
	奇亚籽（1 茶匙）	0.9	1.7
	200 毫升开菲尔	7	0
	1/2 把混合坚果（15 克）	4.1	1.3
	1/2 根胡萝卜碎	0	4
	1/2 个苹果碎	1	1
	肉桂（1 茶匙）	0	1.6
	蜂蜜（1 茶匙）	0	0
	蓝莓（100 克）	0.9	1.5
总计		**18**	**13.8**
乡村干酪、西红柿、罗勒和黑麦面包	2 片黑麦面包	6	12.4
	乡村干酪（150 克）	15	0
	罗勒（5 片）	0	0
	1 个西红柿	0.425	0.85
	黑芝麻（1 茶匙）	0.7	0.6
总计		**22.125**	**13.85**

咸味早餐食谱

- 全麦吐司配牛油果、乡村干酪、羊奶干酪和西红柿；
- 鸡蛋配熏鲑鱼、菠菜，黑麦面包配德国酸菜；
- 蔬菜煎蛋配香蒜酱、青椒、西红柿、洋葱和菠菜；
- 西葫芦全麦咸煎饼配希腊酸奶、番茄莎莎酱和水煮蛋；
- 西红柿、鹰嘴豆泥、罗勒、乡村干酪和烤种子全麦面包；
- 鸡胸肉配炒蔬菜、牛油果，哈罗米奶酪配全麦包或皮塔饼。

甜味早餐食谱

- 藜麦早餐碗配烤杏仁、浆果和希腊酸奶；
- 麦片配苹果碎、胡萝卜碎、肉桂和开菲尔；
- 全麦蜂蜜煎饼配希腊酸奶、混合水果、坚果和种子；
- 坚果燕麦或全麦麦片配浆果、希腊酸奶、坚果和种子；
- 水果豆浆冰沙配坚果酱；
- 奇亚籽布丁配水果、坚果和种子。

付诸实践

我将：

_____

_____

例：

- 准备一些隔夜麦片，这样我就能在早上快速做好早餐了；
- 储备富含蛋白质的早餐，比如鸡蛋、奶酪和希腊酸奶；
- 在早餐中添加蔬菜或水果。

这样我就可以（"天才肠道"的目标）：

_____

例：吃一顿富含蛋白质和纤维的早餐。

如此一来（"天才肠道"给身体的回馈）：

_____

例：我一整天都精力充沛！

小结

- 不吃早餐的人往往比吃早餐的人吃得更不健康，纤维的摄入量也更少；
- 吃早餐可以为你的肠道细菌提供纤维和多酚等；
- 吃一顿富含蛋白质和纤维的早餐，可以让你一整天精力充沛，也会减少你对一些营养密度低的食物的渴求。

秘诀 9

给你的大脑和肠道减压

压力会对人体的各个部位产生不良影响，不管是大脑还是肠道和肠道菌群。压力导致流向肠道的血液减少，从而减慢或加快消化速度。当食物消化缓慢时，有些人会出现便秘、腹胀问题；而当食物消化过快时，有些人会发生腹泻。压力也会改变胃酸的分泌量，引起胃灼热。在我的营养诊所里，总有患者因压力而出现消化系统问题。肠道细菌不喜欢压力，它们直接受到"压力激素"皮质醇的影响；同时，由于压力会破坏肠道和免疫系统，肠道细菌也会受到间接影响。

通过压力管理技巧，我们可以减轻自身压力，进而维持肠道菌群健康。一项关于正念认知疗法的研究表明，这种疗法缓解了参与者的焦虑，并使他们的微生物组与健康的对照组更为相似。其中，那些能够高效利用色氨酸（血清素基本成分）的人，改善效果最为显著，而利用色氨酸与特定的肠道菌群有关。[1] 在另一项研究中，有轻微记忆障碍的老年人在进行了正念练习后，认知能力有所提升。这些效果与肠道菌群的变化相关，表明大脑能对某些肠道细菌产生影响。[2]

情绪会影响消化系统

1822 年，威廉·博蒙特博士首次展示了人的情绪会如何影响消化系统，[3] 将肠道与大脑明确地联系在一起，他也因此被誉为肠胃医学的奠基人。

博蒙特医生长期在作战前线服务，他的许多试验都是在士兵身上开展的。一位名叫亚历克西斯·圣马丁的 19 岁法裔加拿大士兵，不幸中枪伤及胃部。尽管他最终捡回了一条命，胃部却留下了一道 1 英寸宽的永久性开口，医生透过它可以直接观察到圣马丁的肠道。博蒙特医生认为，圣马丁的肠道为科学研究提供了绝佳的机会。于是，他开始将各种食物用绳子吊入圣马丁的胃中，由此监测胃液分解这些食物的速度。该试验持续了 10 年，其间博蒙特雇用了圣马丁，后者既作为仆人，也作为人体试验对象，以换取食物、住宿和少量收入。在这么久的一段时光里，他们俩之间也难免会产生摩擦。而博蒙特由此发现，当圣马丁不高兴或生气时，他胃酸的酸性就没有那么强，胃排空的时间也会更长。

给肠道减压

你是否知道冥想可以减压，却还没来得及尝试？对于长久地处于心流状态的僧侣，他们的肠道细菌与焦虑、抑郁和心脏病发病风险低有关。[4] 冥想很简单，开始即有效，而且是免费的，从 1 数到 4 即可。[5] 只需练习

5 分钟，它就能显著降低压力和焦虑水平。[6] 这些技巧同样可以放松第二大脑——肠道神经系统，有效控制与压力有关的肠道症状。

当你感到压力时，交感神经系统用"或战或逃反应"接管了你的身体。此时，你往往会浅而快地呼吸，吸气多于呼气，导致心率加快。所以，通过专注于呼气，你将平复心率，感觉更平静、更放松，并激活专注于"休息和消化"的副交感神经系统。虽然在短时间内控制呼吸很简单，却能对精神和肠道健康产生较大的影响。控制呼吸最棒的地方在于，它可以随时随地进行，几乎不费吹灰之力。你可以在即将起飞的飞机上练习，在与客户的艰难交谈间隙练习，甚至可以在喧闹的聚会中躲进卫生间里练习。你不需要向其他人倾诉，不需要痛苦地喊叫，不需要闭上眼睛，也不需要在不愿意的情况下摆出特定的姿势。呼吸技巧有很多种，我先在这里分享 3 种，你也可以慢慢找到适合你自己的呼吸技巧，需要的时候可以随时使用。

为肠道呼吸

长叹呼吸法

你有没有发现自己有时会长叹一口气，那其实是你的身体感到疲惫或压力时的自然反应。你可以主动练习它，让自己平静下来，感觉更踏实。研究人员发现，与其他呼吸技巧或正念练习相比，[7] 循环式呼吸只需要每天练习 5 分钟，就能让人更快乐，减少低落和焦虑！

吸气，稍作停顿，再吸气，直到肺部完全充满空气（也就是说，深吸两口气）；之后，用嘴慢慢呼气，直到肺部完全排空。吸气时，确保用鼻子吸气，这会给身体带来微小的振动，可以平息大脑有关情绪处理的活动。[8] 如此重复 5 分钟，直到你感觉好些。如果可以，争取每 10 秒钟完成一次完整的呼吸（我们在休息时平均每分钟呼吸 12 次）。[9]

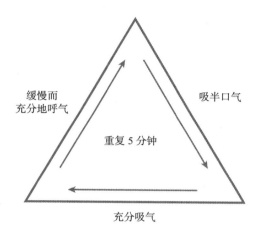

图 13　长叹呼吸法（引自《斯坦福生活方式医学期刊》）

箱式呼吸法

箱式呼吸法是美国军队中经常使用的一种技巧，它可以快速让呼吸节奏恢复正常，有效控制压力水平，帮助他们在关键的军事行动中保持专注力。它有时也被称为盒子呼吸法，因为其模式就像你绕着一个正方形盒子在呼吸一样。

- 用鼻子吸气，从 1 数到 4；
- 屏住呼吸，从 1 数到 4；
- 用嘴呼气，从 1 数到 4；
- 屏住呼吸，从 1 数到 4；
- 重复以上步骤。

如果你觉得从 1 数到 4 太累，可以尝试从 1 数到 2 或 3。

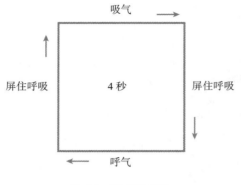

图 14　箱式呼吸法

4-7-8 呼吸法

4-7-8 呼吸法源于瑜伽中的一种调息法（Pranayama），也是电视明星泰德·拉索的治疗师建议他用来缓解惊恐发作的方法，它确实有助于减轻压力和焦虑。[10]

- 用鼻子吸气，从 1 数到 4；
- 屏住呼吸，从 1 数到 7；
- 抿紧嘴唇，有目的地从唇缝向外呼气，从 1 数到 8；
- 重复以上步骤。

4-7-8 呼吸法也常被用来平复身心、缓解失眠，而良好的夜间睡眠也会带来更多样化的肠道微生物组。[11]

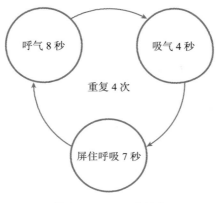

图 15　4-7-8 呼吸法

用良好的心态面对压力

我们应该认识到，一定的压力对你是有益的，比如，促使你更好地表现，集中精力工作。适度的压力可以为你工作，而不是与你对抗。这样一来，我们不会一感受到压力就如临大敌。只有那些长期的慢性压力才会有害身心健康。

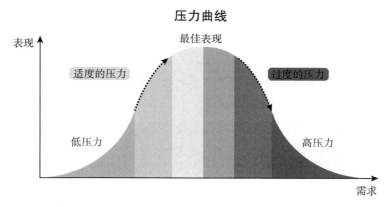

图 16　适度的压力可以帮助你（引自：Derek Hill，Waking Waves）

对压力的积极态度

- 压力是自然产生的，可能对我有好处。
- 压力可以让我变得更坚韧。
- 我的身体可以在经历压力事件之后自然恢复，而不会留下任何负面效应。
- 压力可以帮助我挑战自我，获得成长。

对压力的消极态度

- 压力对我总是有害的，对身心健康也有害。
- 我因为此时很焦虑而备感压力——这会让事情更糟。
- 我感到压力如山，喘不过气来，难以应对。

付诸实践

我将：

_____

_____

例：

- 尝试长叹呼吸法、箱式呼吸法或4-7-8呼吸法，每天练习5分钟。
- 当感觉自己急躁、压力很大或心情低落时，尝试使用呼吸技巧。

这样我就可以（"天才肠道"的目标）：

_____

例：管理我的压力。

如此一来（"天才肠道"给身体的回馈）：

_____

例：我能在一天中保持情绪稳定。

小结

- 你的肠道菌群与肠道都不喜欢压力，压力可能会导致你出现不舒适的肠道症状。
- 正念认知疗法已被证明可以缓解焦虑和改善认知，并改善肠道菌群。
- 通过使用呼吸技巧，我们可以简单有效地管理压力。
- 看待压力的态度也很重要，它有助于减轻你因焦虑而产生的压力。将适度的压力视为对你有益的事情，可以让你更好地管理压力。

秘诀 10

多喝水！

我们常听到"每天要喝 8 杯水"的建议。这一建议饮水量是基于一般状态的估算，但实际上，身体所需的水分受到很多因素的影响。身处炎热的烈日下或冬天坐在家里的暖炉前，你可能需要喝更多水；运动量和出汗量也会影响饮水量；食物，特别是咸的食物，比如咸坚果或比萨饼等，也会让你更口渴。而现状是，我们每人平均每天只喝 500 毫升水，[1]有超过 65% 的人身体长期处于缺水状态。[2]我们如何知道身体缺水了？之前的章节提到，大便可以帮助你了解肠道健康状况；其实，小便也能告诉你很多信息。口渴信号和尿液颜色都可以提示你身体的水分含量如何，是否需要补充水或其他液体。①

如果尿液呈现出如浓缩苹果汁一般的颜色，你就要赶快补水了。如果身体水分充足，尿液应该接近淡柠檬水的颜色——透明且呈淡黄色。

---

① 随着年龄的增长，口渴信号会变得不那么强烈，因此你可能不会感觉到口渴，这时"每天 8 杯水"（或咖啡、茶和其他饮料）的建议就能派上用场了。

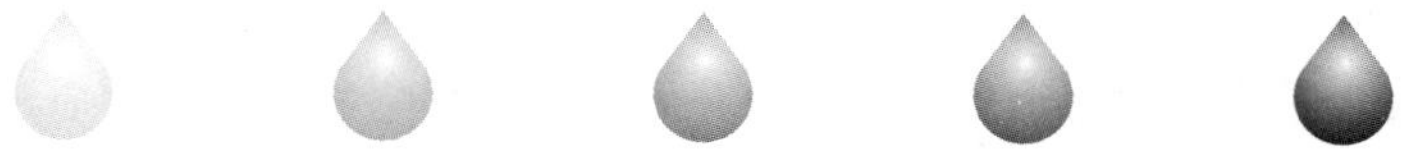

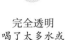

完全透明　　淡柠檬水色　　深黄色　　浓缩苹果汁色　　深棕色
喝了太多水或　水分充足　　轻微缺水　　缺水　　极度缺水
其他液体

图 17　你的身体缺水吗?

为大脑补水

大脑的 75% 是由水组成的,听起来它像不像一个倒扣的水罐?确实,如同它的形状一样,大脑实际上无法储水,因此它对水分含量的微小变化特别敏感。只要水分不足,哪怕只失去 2% 的水分,大脑的工作状态都会受到影响。

当你缺水时:

- 你的脑细胞会缩小!(不过,这是暂时的。)
- 你会感到疲倦和困乏。
- 你会无法集中注意力。
- 你会发觉自己难以完成任务。
- 你的情绪会变得低落[3]。

身体缺水时,血液体积下降,导致细胞中的水分外流而暂时萎缩。其结果是,流向各个器官的血液减少,其中也包括大脑,因此大脑必须更加努力地工作。[4]研究表明,如果你感到口渴,你的身体表现就会更差。[5]

在缺水情况下，血管升压素会告诉肾脏从尿液中重新吸收水分，以缓解身体缺水的状况，尿液因此变得更为浓缩，颜色也就更深了。研究认为，缺水会影响人的情绪，因为血管升压素也会影响其他神经递质，比如"快乐激素"血清素。[6]

此时，如果你喝下一杯水，你的情绪、警觉性和注意力就会很快恢复。[7]人体对水的吸收速度非常快，喝下一杯水的5分钟内，细胞中的水分含量就会发生变化，并在20分钟后达到峰值，而人体完全吸收一杯水大约需要75分钟。

醒来后喝水

夜间睡觉时，你身体中的水分会随着呼气排出体外，身体也会自我调节体温，使水分自然流失。因此，当你早上醒来时，很可能已经处于轻度缺水状态。因此，早起喝两杯水（约500毫升）已被证明能调节你的情绪、提升你的能量，并改善记忆力。[8]

为肠道补水

保持水分充足不仅对大脑很重要，对肠道和肠道微生物组也很重要。为什么要为肠道补水？

• 帮助你分泌唾液，促进消化过程。

• 在胃里，水与胃酸混合，形成稀释的混合液体，助力食物的消化。

• 某些营养素溶解于水，便于身体吸收。

• 维持食物顺畅流动，软化大便，使排便更轻松。

肠道微生物尤其喜欢湿润的粪便，[9]这能给它们提供一个温暖、湿软的生长和繁殖环境。它们也希望你的粪便能够顺利通过，而不是在肠道中停留太久；它们更希望有新鲜的食物到来，而不总是一成不变的食物。一项研究发现，与水分摄入量充足的人相比，水分摄入量不足的人的肠道微生物组存在明显差异，[10]尤其是参与保护肠道屏障内壁的细菌类型。[11]

水合作用：什么最重要？

喝水是人体最佳的水分来源。除此以外，你的补水选择还有很多，比如其他液体（如各类饮料）、流质食物（如汤）、含水量高的蔬菜（如黄瓜和西瓜）等。有人认为茶和咖啡会导致人体缺水，因为它们含有天然的兴奋剂成分，能提神醒脑，但也会增加尿意，产生更多的尿液。然而，由于咖啡和茶本身含有丰富的水分，这种轻微的利尿效应实际上是可以得到补偿的。酒类虽然也是液体，但并不能补充水分，宿醉的很大一部分原因就是缺水。所以如果你偶尔会喝点儿酒，请尽量补充一些水分。

补充水分并不是饮品的唯一作用，许多饮品还含有对肠道菌群有益的其他成分。你可以多尝试新的饮品，这可能会为你的肠道微生物组和大脑带来新鲜的益处！很多饮品都富含茶多酚或经过发酵（见秘诀4）。咖啡、红茶、绿茶和红酒是多酚含量最高的饮品（我稍后会解释为什么酒类不是我们摄取多酚的最佳选择）。

富含多酚的十大饮品	每 100 毫升中的多酚总量（毫克）
浓缩西柚汁	351
咖啡（无咖啡因或含咖啡因）	267
红（葡萄）酒	215

富含多酚的十大饮品	每 100 毫升中的多酚总量（毫克）
石榴汁	204
苹果汁	142
红茶	104
苹果酒	98
桃红葡萄酒	82
橙汁	72
绿茶	62

保持身体水分的小窍门

- 在床边放一杯水，夜间睡觉时和早上起床时可以喝；
- 在包里和办公桌上放一杯水；
- 用柠檬片、罗勒碎和其他水果为水调味；
- 如果饮酒，请在中途喝一杯水，避免缺水；
- 多吃含水量高的食物，比如西瓜、黄瓜和西红柿，尤其是夏天，因为这个季节你更容易缺水；
- 不一定要喝热茶，可以把茶包直接放入一杯冰水或温水中，茶叶也会释放出香味和多酚。

咖啡

几年前，我与他人合作撰写了一篇论文。我们发现，在我们研究的所有食物和饮品中，咖啡与肠道微生物组之间的关系最为密切。你喝的咖啡越多，肠道细菌的多样性就越丰富！[12] 咖啡中的多酚含量特别高，它的纤维含量也很高（我指的不是你通过咀嚼咖啡豆获取的纤维）。在一杯 240 毫升的咖啡中，纤维含量高达 1.8 克，比橙汁的纤维含量还高。[13] 你可能会想："橙汁里尚且有些果肉，而咖啡明明就是一杯丝滑的饮料，为什么还会含有纤维？"那是因为咖啡中含有一种易溶于水的纤维，你看不到它。

与意式浓缩咖啡或过滤咖啡相比，速溶咖啡不仅便宜，纤维含量也略高。我们当然要选择自己最喜欢的咖啡，但便宜的咖啡偶尔也会更具优势，这看上去挺有趣的，是不是？

不过，对有焦虑症或某些肠道症状的人来说，含咖啡因的咖啡是个不利因素。咖啡中的咖啡因会模拟焦虑症状，而你的大脑很难识别出这不是真的焦虑。你的心率会加快，可能还会感到烦躁不安、不太自在。对有肠道症状的人来说，咖啡会加快肠道蠕动的速度，导致腹泻。咖啡并不适合所有人饮用。如果你患有肠易激综合征或其他肠道症状，那么你很可能不适合喝咖啡。对像我这样喝普通咖啡会心率加快但仍然喜欢咖啡味道的人来说，低因咖啡不失为一种选择，它也含有些许纤维，但比一般咖啡少。

如果喝咖啡，一天喝几杯为宜？

咖啡因是最原始的认知增强剂。如果你喝咖啡，每天两杯左右似乎最有益。一项对近 40 万人进行的研究发现，每天喝一到两杯咖啡与大脑健康和功能的改善有关，比不喝咖啡或喝低因咖啡的效果更好。然而，每天喝多于 6 杯咖啡会导致脑容量变小，患痴呆的概率增加 53%。[14] 所以，咖啡应适量饮用，不宜过多。咖啡因可以穿过血脑屏障，刺激"我喜欢，再来一次"的多巴胺和负责"或战或逃反应"的去甲肾上腺素的释放，让人感觉更清醒、更专注、更有活力。但起作用的不仅仅是咖啡因。

无论是含咖啡因的咖啡还是低因咖啡，都含有大量的多酚类化合物——绿原酸，正是这一关键物质成就了咖啡的诸多益处，它能让你感觉更加清醒。自己煮的咖啡可能含有更多的绿原酸，除此以外，超市里的烘焙咖啡粉中的绿原酸含量较高，一杯咖啡中约含 240 毫克。[15]

咖啡中的绿原酸有助于你：[16]

- 提升运动速度。比如，用手机发短信或在键盘上打字的速度；
- 提升心理运动速度。需要脑力和体力协调的任务，比如演奏乐器或操作机器；
- 增强执行功能。你做出决定、计划和适应的速度有多快，这关乎你的生活质量和效率；
- 转移注意力。主要针对需要你不断转移注意力的任务，比如开车时，你要看路和后视镜，并对其他车辆的移动做出反应。

应该早上喝咖啡，而不是下午喝咖啡

你可以早上 8 点喝一杯咖啡，11 点再喝一杯卡布奇诺或你喜欢的任何咖啡。身体需要时间来代谢咖啡因，喝完咖啡的 12 小时后，你的血液中仍有 1/4 的咖啡因在徘徊。在你准备进入梦乡之际，咖啡因会阻断那些让人感到困倦的神经递质腺苷的受体，让你保持清醒，而入睡则变得更加困难。有些人认为晚饭后喝杯浓咖啡不会影响夜晚入睡，但事实上，咖啡因会影响你的睡眠质量，让你更难进入深度睡眠。一觉醒来，你两眼无神、头脑昏沉，不得不再喝杯咖啡，强行振作起来。这可不是良性循环。如果你要喝咖啡，就在一天中的早些时候喝，最好是中午之前。

如果你下午还想喝，可以选择喝低因咖啡，因为它的咖啡因含量比一般咖啡低97%。

红茶、绿茶和抹茶

并非人人都钟情于咖啡。只有当你真心喜爱咖啡，并且它能带给你愉悦感时，才应选择它。倘若咖啡并非你心所爱，或许一杯茶更合你的心意。茶叶中含量最丰富的多酚类化合物是儿茶素。茶多酚具有抗炎和抗氧化作用，能增强人体免疫力，使你患感冒的概率降低30%。[17] 花草茶和水果茶也含有少量茶多酚，且它们可以让你喝的水更有味道。

茶	每100克中的茶多酚含量（毫克）
红茶	104
绿茶	62
薄荷茶	31
茴香茶	23
洋甘菊茶	23

如果将茶叶与咖啡渣儿进行比较，那么茶叶含有的咖啡因更多。但是，由于我们通常不会在一杯水中泡太多茶叶，一杯茶中的咖啡因含量会少于一杯咖啡。茶叶中还含有L-茶氨酸，它能调节咖啡因的效果，使人放松，但又不会让人昏昏欲睡。喝茶会让你感到精神抖擞，而不会像喝咖啡时那样紧张不安。[18]

绿茶和红茶是用同样的茶叶制成的，它们的区别在于茶叶的加工和处理方式。抹茶是用茶叶磨成的粉末，可与水混合后饮用。因此，抹茶是一种营养密度更高的绿茶，儿茶素含量是绿茶的 3 倍，[19]L-茶氨酸含量也更高，能帮助你减轻压力，对提高注意力和记忆力也有一定的作用。[20]

抹茶中也含有纤维，就像咖啡一样，但其含量因抹茶的种类而有所不同。[21]虽然我们还没有关于抹茶对肠道微生物组影响的证据，但考虑到其营养成分，它可能对你的肠道细菌同样有益。所以，选择你最喜欢的那种饮品吧。就算你两种都不喜欢也没关系，你不必喝或吃任何你不喜欢的东西。

葡萄酒还是不喝为好

不用我说你也知道，酒精会影响大脑的工作，使你更难控制平衡、记忆和言语能力，还有判断力。这已经不是什么新鲜事了。如果饮酒过量，[①]酒精会有害人体健康。目前的研究认为，即使少量饮酒也不利于肠道和大脑。[23]酒精会刺激肠道黏膜，使食物通过的速度加快，并改变身体吸收液体的方式。酒精会限制血管升压素的释放量，导致你因为尿频而身体缺水。为了你的肠道细菌或大脑健康着想，我不建议你饮酒，最好是一点儿也不要喝。如果真的要喝，红酒相较而言会对肠道细菌稍好一些。

偶尔喝上一杯富含多酚的红（葡萄）酒可以增加肠道微生物组的多样性，[24]不过你完全可以从其他食物中获取多酚。你也可以选择不含酒精的酒。一项研究表明，红（葡萄）酒和脱醇红（葡萄）酒都能显著改变参与者的微生物组，并带来健康益处，比如降低血压、血脂和炎症水平。[25]如果你实在要喝酒，就试试红（葡萄）酒吧，但要注意每天的饮酒量不应多于一玻璃杯。

---

① 英国健康指南建议，为了你的健康，每周饮酒不超过 6 杯或啤酒不超过 6 品脱。[22]

付诸实践

我将：

_____

_____

例：

- 在牙刷旁放一个水杯，提醒我早上喝水。
- 在水壶中放入茶包，放在办公桌旁。
- 早餐时喝一杯抹茶拿铁或咖啡。

这样我就可以（"天才肠道"的目标）：

_____

例：保持身体水分充足并支持我的肠道微生物组。

如此一来（"天才肠道"给身体的回馈）：

_____

例：我感觉更机敏，更专注了。

小结

- 淡柠檬水颜色的尿液表明身体的水分含量处于最佳状态。
- 早上喝两杯水，有助于改善情绪、提高专注力和记忆力。
- 咖啡与更多样化的肠道微生物组有关，这可能是因为它含有丰富的多酚和一些纤维。不过，如果你有肠道症状，咖啡中的咖啡因会使症状加重。

- 如果你喝咖啡，每天最多两杯似乎对你的健康和脑力更有好处。

- 如果你不喝咖啡，茶对你的肠道细菌来说会是一个很好的替代品。

- 酒精会导致你身体缺水，过量饮酒对你的肠道、肠道微生物组和大脑都没有好处。

- 如果你要饮酒，为了你的肠道细菌着想，可以偶尔喝一杯红（葡萄）酒。

照顾好你的肠-脑连接

我的第一份全职工作是在一艘豪华游艇上当厨师。当我的大多数朋友都在城市里寻找他们的第一份工作时，我却在环游世界。只是，我无法理解，为什么我过着如此美好的生活，情绪却总是忽高忽低，而且常常感觉疲惫不堪。毕竟，我认为自己的饮食习惯是"完美"的，我不吃肉，喝抹茶，服用各类营养补充剂，也从来不碰蛋糕和巧克力。然而，在压力过大或情绪低落的日子里，我会内疚地吃完几包糖果和士力架巧克力棒，然后迅速把包装纸扔进垃圾桶。我不愿意承认，在"健康"的名义下，我潜意识里害怕自己吃得太饱，并为此精疲力竭。就这样，我的情绪在焦虑与低落之间摇摆不定。后来我才明白，那时的我并没有真正做到"健康"，因为我根本没有倾听自己身体的声音。这让我感觉很糟糕。

当我开始以肠-脑轴的思维模式思考时，我逐渐变得强健、精力充沛，每一顿饭都吃得快乐而专注。我不再盲目地追求"完美饮食"，也不是一味地减少食物，而是想着添加什么样的食物会让我的肠道细菌更喜欢。我的心态日趋平衡，接纳自己吃下的食物，哪怕偶尔吃些营养密度低的美味食物，也不会因此感到焦虑或内疚。压力减小后，肠道细菌就更能得到滋养了。

我写作本书的目的，就是希望能帮你解开饮食方面的困惑，让你找到自己的最佳状态。最近一系列有关肠-脑连接的研究清楚地表明，你的精神健康与身体健康是紧密交织在一起的。大量严格的实验证明，你吃下的食物可以改变你的情绪，我们也越发希望了解肠道菌群如何参与了这一过程。饮食既会直接影响大脑，也会通过肠道细菌间接影响大脑。由于肠道微生物组容易随着饮食而发生改变，我们似乎可以借助这个机会改善全身健康。来吧，对自己说："我可以做到。我了解吃什么对大脑、肠道和微生物组有好处，这会让我的身体处于最佳状态，精力充沛，生活健康。"照顾好肠-脑连接，你就会收获一个由内而外焕然一新的自己。希望在不久的将来，你也能和我分享这方面的心得。

你可以访问www.emilyleeming.com，订阅我的简报《第二大脑》（*Second Brain*）。网站还提供免费下载的益生菌和益生元指南，帮助你改善压力、情绪和认知。

你的肠道工具包

养成天才肠道的一周饮食打卡表

食物分类	每日清单						
	星期一	星期二	星期三	星期四	星期五	星期六	星期日
全谷物	☐☐☐	☐☐☐	☐☐☐	☐☐☐	☐☐☐	☐☐☐	☐☐☐
五彩蔬菜	☐☐☐	☐☐☐	☐☐☐	☐☐☐	☐☐☐	☐☐☐	☐☐☐
水果（每天 2 个）	☐☐	☐☐	☐☐	☐☐	☐☐	☐☐	☐☐
浆果（每天 1 把）	☐	☐	☐	☐	☐	☐	☐
坚果（每天 1 把）	☐	☐	☐		☐	☐	☐
发酵食物（每天 1~6 次）	☐☐☐ ☐☐☐	☐☐☐ ☐☐☐	☐☐☐ ☐☐☐	☐☐☐ ☐☐☐	☐☐☐ ☐☐☐	☐☐☐ ☐☐☐	☐☐☐ ☐☐☐
蛋白质（每餐 20~30g）	☐☐☐			☐☐☐	☐☐☐	☐☐☐	☐☐☐
多喝水/茶/咖啡/饮品							
每周清单							
豆类和豆制品（每周至少 3~4 次）	☐☐☐☐						
油性鱼类（每周至少 2 次）	☐☐						
可可固形物含量为 85% 的黑巧克力	☐☐☐☐						
开心食物！	达到自己的平衡						

肠道相关术语表

古菌

这是一类与肠道细菌相似但又不同的微生物。它们并不常见，也不为人所知。

细菌

构成肠道微生物组的绝大部分微生物都是细菌。相较于其他肠道微生物，我们对它们的了解更多。

碳水化合物

碳水化合物包括纤维、淀粉和糖，主要存在于水果、蔬菜、谷物和奶制品中。人体利用碳水化合物来获取能量，这是大脑尤为渴求的。精制谷物和含糖食品中含有简单碳水化合物，因其易于消化的特性，它们可能会在短时间内导致人体血糖水平迅速上升。相对而言，水果、蔬菜和全谷物中含有复合碳水化合物，它们的消化速度比较慢，这能减缓糖分在人体内的释放速度，维持血糖水平的稳定。

脂肪

与蛋白质和碳水化合物一样，脂肪也有不同的种类，每种脂肪对人体健康的影响不尽相同。有些脂肪不太利于心脏健康，有些则可以保护心脏。你可以从牛油果、鲑鱼、特级初榨橄榄油和菜籽油等富含脂肪的食物中摄取有益健康的脂肪。奶酪的脂肪含量往往很高，但它们对健康的影响似乎是中性的。黄油和肥肉或加工肉类（如熏肉、牛排、热狗、香肠和肉馅饼），都是不太健康的高脂肪食物。脂肪为细胞膜提供了不可或缺的必需脂肪酸，这对于大脑和神经系统的健康尤为关键。此外，维生素A、D和E等营养物在脂肪的辅助下，能够被人体更有效地吸收和利用。

纤维

纤维是一种源自全谷物、水果、蔬菜、豆类、坚果和种子的植物性粗粮成分。人体本身无法直接消化纤维，也就没办法直接吸收它的营养；要想吸收，就需要肠道微生物组的帮助。此外，纤维也不是单一种类的，而是有很多类型。

真菌

肠道微生物组中有不同类型的真菌，包括酵母菌和霉菌等。我们对它们在人体健康方面的作用同样了解很少。

肠道微生物

肠道微生物指肠道中的微生物集合。

肠道微生物组

肠道微生物组不仅包括生活在肠道中的所有微生物，还包括它们的基因、它们产生的代谢物及它们与人体的相互作用。

肠道微生物群

肠道微生物群指存在于下消化道中的微生物集合，包括细菌、病毒、真菌和古菌。

免疫系统

免疫系统是一个由细胞、组织和器官组成的复杂网络，负责抵御有害入侵者。

炎症

当免疫系统试图保护你免受伤害时，就会产生炎症。这是一种自然且有益的反应，是身体愈合反应的一部分。不过，炎症如果长期持续存在，就会有害人体健康。

代谢物

代谢物是肠道微生物组分解食物时产生的一种小分子，对人体健康起着至关重要的作用。

多酚

多酚是一种抗氧化剂，天然存在于植物中，比如水果、蔬菜、全谷物、豆类和豆制品、坚果和种子。多酚类化合物具有类似益生元的作用，尤其有助于肠道有益菌的生长。

益生元

益生元是一种能滋养肠道中特定有益菌的物质，有益人体健康。益生元通常是纤维的一种，但也可以是其他食物成分。益生元存在于食物中，也可作为添加成分或补充剂服用。

益生菌

益生菌通常指含有活菌的补充剂，有时也指含活菌的食物。它是一种微生物，足量摄入有益人体健康。

蛋白质

人体在构建和修复过程中，特别是在对肌肉和骨骼的维护上，需要高度依赖蛋白质。蛋白质有多种类型，每一种都是由不同的结构单元（氨基酸）组合而成。氨基酸共有 20 种，它们就像乐高积木，通过不同的排列和组合，形成各种复杂的蛋白质结构。尽管人体能够自行合成部分氨基酸，但仍有 9 种必需氨基酸需要通过食物来摄入。在食物选择上，我们可以从肉类、家禽、鱼类和海鲜、蛋类、乳制品、坚果和种子、豆类和豆制品等多种来源摄取丰富的蛋白质。

短链脂肪酸

短链脂肪酸是肠道细菌发酵纤维时产生的代谢物。短链脂肪酸有助于稳定情绪，调节食欲。

病毒

肠道微生物组中也包含病毒。它们可以与肠道细菌相互作用并对其产生影响。与肠道细菌相比，我们对它们的了解较少。

常见问题

1. 我能不能通过喝苹果醋来改善肠道微生物组？

苹果醋是在苹果酒的生产过程中，经由苹果发酵而制得的一种发酵食物。它含有以果胶形式存在的少量纤维和一部分多酚类化合物（即苹果汁中含有的多酚）。若未经巴氏杀菌处理，苹果醋中可能还含有活性微生物（比如，某些含酵母菌的苹果醋，底部会呈现浑浊状态）。尽管苹果醋因其宣称的健康益处而备受关注，并且确实含有丰富的营养成分，但其功效有时也会被过分夸大。与泡菜、开菲尔等其他发酵食物相比，目前缺乏人体研究证据表明服用苹果醋能有效促进肠道微生物群的健康或改善消化功能。有证据表明，对 2 型糖尿病患者而言，每日适量饮用苹果醋有助于控制血糖和胆固醇水平[1]。然而，需要指出的是，其效果往往也会被过分夸大。世界上并不存在所谓的万能良药。但这并不妨碍你将苹果醋作为美味的调料或食谱的一部分。有一点你要记得：不要直接喝苹果醋原浆！它会侵蚀牙釉质，你的牙医会很不高兴的。

2. 我能不能吃药用蘑菇来保持精神健康？

各种各样的可食用蘑菇都富含膳食纤维、多酚类化合物、维生素和矿物质，对身体和肠道微生物组有益。药用蘑菇指一类可能会改善情绪及预防或治疗癌症的蘑菇品种。目前，关于药用蘑菇的疗效有诸多说法，但缺乏实际证据。常见的药用蘑菇包括狮鬃菇、灵芝、冬虫夏草、恰加菇和舞茸等，有迹象表明，这些蘑菇或许能提升情绪状态，缓解焦虑与压力，[2, 3, 4] 并增强认知能力。[5] 虽然目前没有明确证据支持人们食用药用蘑菇，但从安全性角度来看，适量食用似乎并无不妥。因此，若你有兴趣，可以尝试一下，并且留意身体感觉如何。不过，它们往往比较贵，也许花同样的价钱你可以吃到其他美食。

3. 是否应该补充益生菌？

若你总体健康状况良好，则无须服用益生菌补充剂，日常饮食即可维持身体的健康状态。当前市场上有很多益生菌补充剂都没有经过严格的测试，效果良莠不齐。针对华盛顿特区市面上销售的商业益生菌产品开展的一项研究显示，仅有35%的益生菌补充剂含有与特定健康效益相关的正确菌种，且剂量适当，有一定成效。[6]

如果你正在寻找一种具有特定保健功效的益生菌，就需要留意这种细菌的相关描述。你只有知道它的全名，才能知道它是不是正确的益生菌，以及它能否达到承诺的效果。你有没有经历过，在申请一个新的电子邮箱时，发现自己的名字已经被别人注册了呢？很多人和你同名同姓，细菌也是一样。如果名字不够具体，你就找不到正确的细菌。关键在于，你需要的是该细菌的"唯一编码"，即"菌株"名称。它位于细菌名称的末尾，通常是一串数字与字母的组合。不同的细菌在功能上有很大区别，必须准确区分它们。

属	种	菌株
双歧杆菌	长双歧杆菌	NCC3001
乳杆菌	鼠李糖乳杆菌	GG

第一个词一般是细菌的"属"名，第二个词是细菌的"种"名。有时甚至还会有亚种，但不是全部都有。最后，菌株的名称是"唯一编码"。以长双歧杆菌NCC3001（*Bifidobacterium longum* NCC3001）为例，双歧杆菌（*Bifidobacterium*）是属，长双歧杆菌（*B. longum*）是种，长双歧杆菌NCC3001是菌株。正是这种菌株被证明可以改善肠易激综合征患者的情绪状态和生活质量。[7]

大肠杆菌（*Escherichia coli*）是细菌菌株表现不同的一个很好的例子。有一种名为大肠杆菌O157:H7的危险菌株有剧毒，如果它污染了食物或水，人们吃下去就会出现腹泻和胃痛症状。这种细菌菌株令人闻之色变，但它的其他"表兄弟"完全无害，有些甚至对人体有益，比如大肠杆菌Nissle 1917。肠道中的许多大肠杆菌菌株都有助于消化，并保护你免受其他有害微生物的侵害。

你还需要查看食品标签上标注的单位净含量或每份产品含有的活菌数量，即菌落形成单位（CFU）总数。理想情况下，标签上会标明每种菌株的数量，这样你就会知道每种菌株的添加量是否足够，而不是大量便宜的菌株配上少得可怜的其他菌株。避免使用标明"生产时"菌落形成单位总数的益生菌，因为有些细菌菌株比较脆弱，会在储存过程中死亡，当它们来到你的冰箱或橱柜里时，数量可能已经严重不足了。

识别具有欺骗性的益生菌产品

• **是否明确说明了菌株的种类？**

　　查看细菌末尾是否有数字或字母组合。

• **是否有证据证明菌株的良好效果？**

　　浏览该产品的公司网站，查看是否有正在进行的研究清单。你也可以在浏览器上进行快速搜索，查询美国国家医学图书馆数据库的结果。如果研究的参与者与你的状况类似（健康或有肠易激综合征），那么研究结果也会更适合你。

• **菌落形成单位总数是多少？**

　　虽然菌落形成单位总数越多并不一定意味着产品效果越好，但它起码会让你认为自己摄入了足够多的有益菌。确定产品是否具备在人体研究中被证明有益的、足够的菌落形成单位总数。

• **避免那些标明"生产时"菌落形成单位总数的产品**

　　当你拿到它们时，有益菌的数量可能已经大大减少了。

　　益生菌是临时访客，会在几天内穿过你的肠道，因此你需要坚持服用才能看到益处。如果你确实想尝试益生菌，就坚持服用 8 周。如果你感觉效果显著，就继续服用，否则的话，你最好把这笔钱花在其他地方。

　　如果你打算服用益生菌来治疗情绪障碍，那它也不应该取代标准治疗或药物，但它可以起到辅助作用。例如，益生菌已被证明可以与抗抑郁药一起有效缓解抑郁症状。[8] 有关应对压力、情绪和认知的益生菌和益生元列表，请参阅本书后记。

4. 是否应该补充益生元?

益生元是一种以特定益生菌为食物的化合物,已被证明具有保健作用。市场上销售的大多数产品是菊粉、低聚果糖和低聚半乳糖(GOS)。其中,低聚果糖和低聚半乳糖已被证明可以提高肠道有益菌的水平,每天服用 5 克或更多,可以改善情绪低落和焦虑。[9]益生元补充剂通常是片剂,不过,某些零食、饼干、谷物和面包酱等食品中使用的菊苣根糖浆也含有菊粉,通常用作代糖给食物增加甜味,菊粉也是一种益生元补充剂。

如果你想服用某种益生元补充剂,并且它具有你想要的特定效果,那你可以放心尝试。不过,对某些人来说,某些类型的益生元反而会引起消化问题。比如,如果你患有肠易激综合征,有些类型的益生元会加剧你的症状,其他类型的益生元则有助于缓解症状。我建议你在服用前先咨询营养师或医疗保健专业人士的意见。

和益生菌一样,益生元补充越多并不一定意味着效果越好,而且会引起消化问题。大多数益生元补充剂的推荐服用剂量至少为 3 克/天,低聚果糖或低聚半乳糖为 5 克/天。

5. 什么是合生元?

合生元有两种类型。互补型合生元是益生菌和益生元的组合,它们一起出现在补充剂或食物中,但不一定作为一个团队为你的健康服务,而是作为两个独立的个体。在协同型合生元中,益生元和益生菌则确实作为一个团队在发挥作用。益生元为益生菌提供营养,确保菌株有食物来源,从而使其在肠道微生物组中有更大的生存机会。

同样的建议也适用于合生元。饮食对你的肠道影响最大。如果你确实想服用补充剂，那就找一种有你想要的健康效果的补充剂，并尝试持续服用 8 周。如果你感觉明显有效，就继续服用；如果没有，就不值得继续服用。

6. 短链脂肪酸或后生元呢？

考虑到肠道微生物组产生的短链脂肪酸（以及其他代谢产物）具有强大的健康功效，我们可能会认为服用短链脂肪酸补充剂是有意义的。后生元是一个较新的概念，目前关于它们对健康有无帮助的研究比较少。一个主要的关注点是，后生元补充剂是否能在胃酸和胆汁的碱性分泌物中存活下来。如果能，它们又是否能被人体完全吸收。

其实，只要你摄入了足量的纤维，你的肠道微生物组就能产生足够多的短链脂肪酸和其他代谢物来维持你的健康，有 5 万种之多。相比之下，补充剂能产生的代谢物则很少。

7. 为了健康，你应该完全不吃肉吗？

有越来越多的科学证据表明，将一些动物性食物替换成全植物性食物（比如豆类），十分有益于健康，还能降低患病风险和延长寿命。[10] 是否应该采取全植物饮食方式以促进肠-脑连接？至少从健康角度来说，这个说法不一定对。大脑需要的许多营养物，比如铁和某些 B 族维生素（如叶酸和维生素 B_{12}），最容易从肉类、鱼类、蛋类和奶类等动物性食物中获取。这并不是说采取全植物饮食方式就不能拥有健康的大脑，但你需要更加注意如何恰当获取某些营养素，并且意识到从植物性食物中获取的一些营养素可能不如动物性食物那么容易被吸收。比如，在一项为期 12 周的研究中，那些从肉类、乳制品和蛋类等动物性食物中获取 30% 的蛋白质，而从植物性食物中获取 70% 的蛋白质的人，其体内的维生素 B_{12} 的水平低于那些吃更多动物性食物的人。[11] 如果你选择不食用任何动物性食物，那么你至少需要服用维生素 B_{12} 和藻类 ω-3 脂肪酸补充剂。

8. 肉类对肠道微生物组有害吗?

吃些肉类对你的肠道微生物组没有影响。肉类主要在小肠中吸收，约有 10% 的肉类蛋白质会进入大肠中的肠道微生物组。微生物组的适应能力很强，仍然可以利用肉类产生一些有益的代谢物。回想一下山顶洞人时期，你就明白了! 身体能够适应并充分利用现有的食物来源。

对肠道细菌来说，最重要的是肉类的质量，以及你是否在吃肉的同时还吃下了足够多的植物性食物。许多研究表明，以高糖、高脂肪、高含量动物蛋白及低含量膳食纤维为特征的标准西方饮食，对肠道细菌是不利的，这种饮食可能会增加产生促炎症代谢物的有害菌数量。如果你经常食用加工的红肉，比如香肠和培根，那么请尽量减少食用量，每天不要超过 70 克。你可以偶尔用它们来为蔬菜菜肴调味，而不是作为主菜。比如，鹰嘴豆和西班牙香肠就很搭。将加工过的肉类与蔬菜一起食用，似乎还能防止它们部分转化成潜在的有害代谢物。

你可以尽量选择从油性鱼类、鸡蛋、鸡肉或火鸡肉等瘦肉中摄取蛋白质，而不是从高脂肪的红肉或加工肉类中摄取。你也可以将部分肉类换成扁豆、豆类和豆科植物等植物蛋白，它们可以为你提供额外的纤维。

9. 茄类蔬菜对我有害吗?

有些人认为，茄类蔬菜（如茄子、西红柿、辣椒和土豆等）会引发炎症。这当然是不对的。恐怕他们将"茄类蔬菜"与"颠茄"混为一谈了，后者是一种不可食用的杂草，但它也属于茄科家族。担心茄类蔬菜的人，主要是对茄碱心存疑虑，它是植物为驱虫而产生的一种天然防御化学物质。土豆的确可以产生茄碱，但只有当储存不当并暴露在光线下时，土豆才会开始变绿，所以，千万不要食用土豆变绿的部分。除此以外，茄碱主要存在于一些茄科植物的叶子和茎中，而不是我们食用的部分。茄子、西红柿、辣椒同土豆一样，都含有大量有益的营养成分，完全可以放心食用。而且，没有证据表明它们会促炎。事实上，情况恰恰相反。

10. 喝冰沙和果汁对身体有益吗？

如果要在冰沙和果汁之间做出选择，请尽量选择冰沙。将水果和蔬菜搅拌成冰沙会破坏细胞壁，释放出其中的成分，但你仍然可以摄取到纤维和多酚。而果汁会去掉大量的种子、果皮和果肉，也就去掉了大部分纤维。还有，对于体积一样大的果汁和冰沙，果汁往往需要榨取更多的果蔬，这会增加多酚的含量，但也会增加天然游离糖的含量（见第17章）。

我喜欢在冰沙中添加一些蛋白质和脂肪，比如坚果酱、希腊酸奶、开菲尔、牛油果和豆腐，这样的冰沙可以增加你的饱腹感，给你提供更持久的能量。

11. 用微波炉烹饪食物不好吗？

微波炉带来的唯一危险就是食物加热过快，可能会烫伤你的手或嘴。微波会使食物中的水分子振动，产生热量将食物做熟。虽然用微波炉烹饪的蔬菜并不总是最美味的，但用微波炉加热剩菜或做熟食物确实非常省心。用微波炉加热可以防止食物营养流失，因为如果蒸熟或煮熟食物，食物中有少量的营养成分会流失到周围的水（或蒸汽）中。[12]

12. 非乳制奶对你的健康更有益吗？

选择你最喜欢的奶类食品即可。牛奶是蛋白质和其他微量元素的重要来源。就植物奶而言，豆奶的营养成分与牛奶最为相似，但关于豆奶是否有助于提高肠道有益菌水平的证据有限，而且相互矛盾。有些人只会饮用少量豆奶，比如在茶或咖啡中加上一勺，这样它也很难对肠道产生重大影响。

13. 我应该做不耐受测试吗？

除了乳糖不耐受之外，你无法检测其他不耐受症，所以不要听信任何人的一面之词，他们通常是想向你兜售昂贵且没有科学依据的检测方法。你可以进行过敏测试，你的医生会在这方面为你提供帮助。如果你认为自己有不耐受症，可以咨询营养师，请他帮你确定哪些食物是诱发因素，以及如何（如果可以）适量食用而不会引发症状。

14. 是不是蛋白质摄入得越多，就会越快乐？

这听起来似乎很简单：摄入更多蛋白质，自然就能增加色氨酸的摄入量，进而提高血清素水平，让你感觉更愉悦。然而，现实情况远比这复杂得多。身体确实需要摄入足够的蛋白质来确保色氨酸的供应，但仅仅通过食用大量富含蛋白质的食物，比如鸡肉、鸡蛋和奶制品，并不能显著提升你大脑中的血清素水平。这是因为色氨酸必须与其他氨基酸竞争，才能穿过血脑屏障进入大脑，而这些氨基酸的浓度通常都高于色氨酸，从而限制了色氨酸的进入。这就像排队等待电梯，每个人都想挤进去到达顶层，但电梯的容量有限。即使你希望色氨酸能占满电梯，电梯每次也只能运载一定量的色氨酸。尽管我们对蛋白质与情绪之间的关系尚不完全了解，但有一点是明确的：如果蛋白质摄入不足，大脑就无法获得足够的色氨酸来制造"快乐激素"血清素。在一项研究中，低蛋白饮食导致抑郁症状发生的可能性增加了66%。[13]

肠道储藏室——冷藏区、橱柜和冷冻区

以下是一些关于如何储备有益肠道的食物的建议。记住，选择你最喜欢、最适合自身需求的食品。

冷藏区

食物	建议
开菲尔/酸奶	加到沙拉酱中，增添奶油风味 吃早餐时与浆果、麸皮、坚果和种子一同食用 加到冰沙中 制作开菲尔香草蘸酱，搭配鲑鱼或鸡肉食用
泡菜/其他发酵蔬菜	与奶酪和燕麦饼搭配，作为点心 作为午餐或晚餐的调味品 放在牛油果吐司上 拌到米饭中 加到煎蛋卷或油炸馅饼中
浆果	与坚果、黑巧克力一同食用 加到美味的沙拉中，增加甜味 混合制成冰沙

食物	建议
自制/从商店购买的汤	将豆子加入其中，表面均匀地撒上坚果、种子及奶酪，最后盖上一层含有种子的全谷物酸面包，制作一顿能快速填饱肚子的午餐
草本植物	这是一座通过增添风味来提升各类膳食营养的"发电站"——尝试将其切片并加到沙拉中，或者作为增添风味的调料使用
味噌/辣椒酱/其他发酵酱或酱汁	非常适合用作沙拉的酱料 加到汤里 用于腌制鸡肉、豆腐或鱼类
洋葱、大蒜和韭菜	富含益生元，是诸多酱汁、炖菜、汤品及其他各式菜肴的理想基础食材
牛油果	加到冰沙中 加到沙拉酱中，增添奶油风味 与泡菜、苹果切片和黑麦饼干一同食用
彩虹色蔬菜	尽可能购买混合装，比如预包装的炒蔬菜丝 提醒自己每天吃 5 种颜色的蔬菜
其他水果	装满你的果盘 作为零食，用于烘焙甜点，或者加到咸味小吃里 加到菜肴里，增加甜味
鹰嘴豆泥/其他蔬菜蘸酱	与切碎的蔬菜丝一起作为零食 作为调味品或蘸酱添加到午餐或晚餐中，增加菜肴风味
切碎的蔬菜条	作为零食，或者搭配鹰嘴豆泥、燕麦饼或黑麦饼干作为下午茶
豆腐或豆豉	把豆腐混合到冰沙中，增加纤维和蛋白质，或者与香料、蔬菜一起搅拌后食用 将豆豉切碎，煎至酥脆，然后加到沙拉中，增加口感
奶酪	切碎后制成汤、沙拉或蔬菜菜肴，也可与水果一同作为零食

橱柜

食物	建议
豆类和扁豆	在制作肉酱面、千层面或农舍派（牧羊人派）的过程中，建议将食谱中的一半肉末替换成扁豆 如果你选择从头开始烹饪豆类或扁豆，一般而言，需在烹饪之前将其浸泡一整夜。不过，红扁豆不需要浸泡，可以直接添加到炖菜和汤中
罐装金枪鱼/其他油性鱼类	
罐装洋蓟	
橄榄	
刺山柑	
罐装西红柿/番茄泥	将罐装西红柿与若干风干的西红柿、大蒜及数种香草混合，即可迅速制作出地道的番茄酱
油浸风干西红柿	
全麦意大利面	
糙米/野生稻	
藜麦/保加利亚小麦/珍珠米/斯佩耳特小麦/其他谷物	这些食物非常适合提前烹饪并储存在冰箱中，之后可将其加到其他菜品中，或者沙拉中，稍微加热或冷却，增加口感和饱腹感
燕麦饼和黑麦饼干	燕麦饼和黑麦饼干都富含纤维，非常适合搭配奶酪、水果或鹰嘴豆泥等蘸料
麦麸/其他麸皮	加到亚麻籽、奇亚籽及其他坚果和种子的混合物中，撒在蔬菜或沙拉上，或者吃早餐时撒在水果和酸奶上
坚果和种子	储备不同种类的坚果，还有亚麻籽和奇亚籽，因为它们的纤维含量特别高
可可固形物含量为85%的黑巧克力	

食物	建议
咖啡/绿茶/其他茶	
香料和干香草	
醋	选择未经高温消毒的醋，它的底部应该有少量沉淀 醋的颜色越深越好，因为它通常含有更多的多酚类化合物
粗黑麦面包	粗黑麦面包通常是真空包装的，纤维含量特别高，非常适合放在橱柜中作为储备粮（或者作为主食！）
坚果酱	
特级初榨橄榄油	
燕麦片/钢切燕麦片/燕麦米	早餐吃粥或隔夜燕麦，搭配水果、开菲尔及坚果和种子

冷冻区

食物	建议
含有种子的全谷物酸面包片（或者你选择的面包）	将面包放在冰箱里可以保存更长时间，并且含有更多有助于肠道细菌的抗性淀粉
豌豆	添加到汤、炖菜、面食中
冷冻浆果	尤其是在反季节的时候
冷冻蔬菜（如菠菜、什锦蔬菜）	当新鲜蔬菜不足时，你需要添加一些额外的蔬菜
富含植物性食物的即食餐或自制冷冻餐	某些时候，你可能会不想做饭。此时，若冰箱内已备有食物，实在是一件令人欣慰的事。你只需将食物加热，并添加一些蔬菜，即可享用
冷冻的可持续鲑鱼/对虾/其他油性鱼类	易于解冻，可制作炒虾仁或烤鲑鱼

天才肠道自评表

美食日志

	星期一	星期二	星期三	星期四	星期五	星期六	星期日
肠道的感觉？ 心情如何？ 饥饿程度？							
早餐							
肠道的感觉？ 心情如何？ 饥饿程度？							
上午的小吃（可选）							
肠道的感觉？ 心情如何？ 饥饿程度？							
午饭							
肠道的感觉？ 心情如何？ 饥饿程度？							

	星期一	星期二	星期三	星期四	星期五	星期六	星期日
下午茶（可选）							
肠道的感觉？ 心情如何？ 饥饿程度？							
晚餐							
肠道的感觉？ 心情如何？ 饥饿程度？							

排便日志

	星期一	星期二	星期三	星期四	星期五	星期六	星期日
你今天排便了吗？ （最佳频率为一周 3 次至一天 3 次）							
大便是光滑的还是 散开的？（是/否）							
是否为棕色？							
是否顺畅、无痛地 排出体外？							
备注							

　　请参照 280 页的图表，用 1~10 分评估你每一天的吃饭和排便感受，其中 1 表示最低程度，10 表示最高程度。

　　请用不同颜色的铅笔，记录以下内容及你选择的心情类型。

橙色–你今天的总体能量水平

黄色–你今天的总体情绪，或者选择特定的情绪状态，比如快乐、焦
　　虑、思维良好、有压力等

绿色–你今天的总体感受

你注意到饮食和情绪相关联的模式了吗？

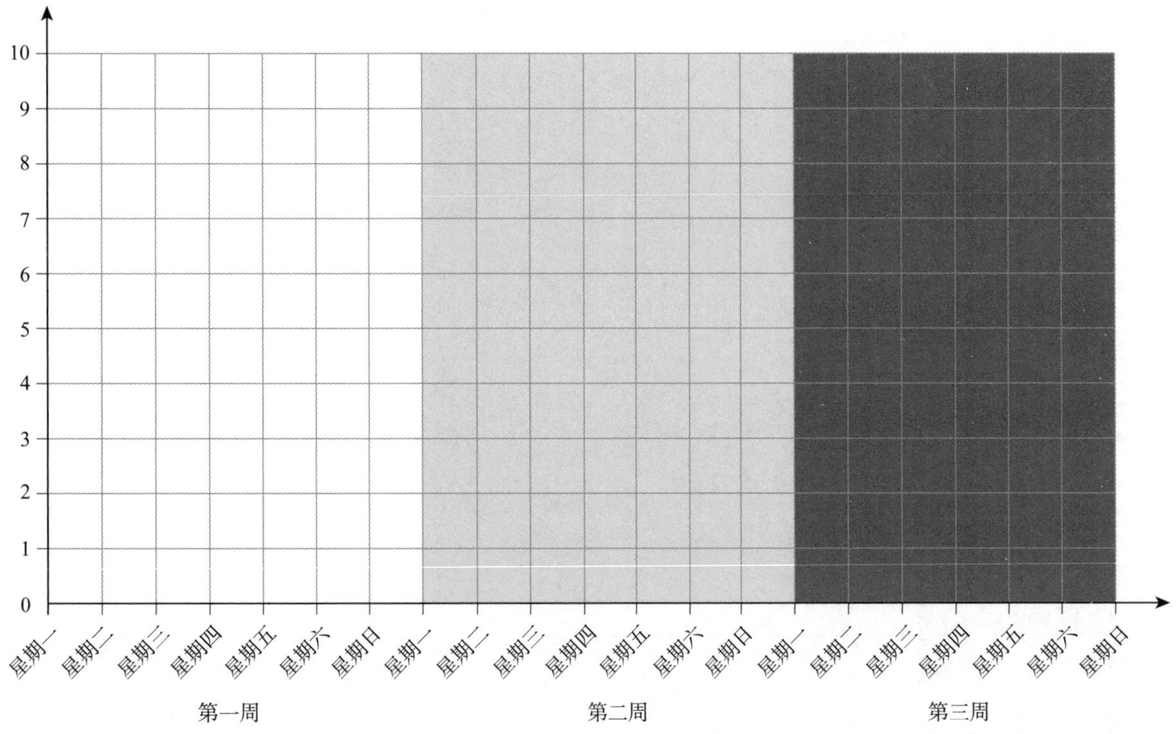

图 18 食物－情绪的关联模式（共 3 周）

纤维对照表

天才坚果和种子

坚果和种子	每 100 克中的纤维含量（克）
奇亚籽	34.4
亚麻籽	27.3
杏仁	12.5
芝麻	11.6
葵花籽	11.1
开心果	10.3
杏仁酱	10.3
椰干	9.9
榛子	9.7
山核桃	9.6
花生	9.4

坚果和种子	每 100 克中的纤维含量（克）
芝麻酱	9.3
生椰子肉	9
夏威夷果	8
巴西坚果	7.5
核桃	6.7
南瓜子	6.5
花生酱	5.6
栗子	5.1
松子	3.7
腰果	3
腰果酱	3

天才豆类

豆类	豆类的颜色	每 100 克中的纤维含量（克）（熟食）
斑豆	粉色	9
黑豆	黑色	8.7
豌豆	黄色/米色	8.3
扁豆	棕色	7.9
鹰嘴豆	黄色/米色	7.6
绿豆	绿色	7.6
芸豆	红色	7.4
红豆	红色	7

豆类	豆类的颜色	每100克中的纤维含量（克）（熟食）
利马豆	黄色/米色	7
豇豆	黄色/米色	6.5
白豆	白色	6.3
黄豆	黄色/米色	6
焗豆	白色	5.5
蚕豆	黄色/米色	5.4
味噌	黄色/米色/棕色	5.4
纳豆	黄色/米色	5.4
鹰嘴豆泥	黄色/米色	5.4
红芸豆	粉色	5.3
毛豆	绿色	5.2
白芸豆	白色	4.9

天才谷物

谷物	每100克中的纤维含量（克）
小麦麸	44.5
燕麦麸	16.1
大麦片	16
黑麦片	15
黑麦饼干	14.3
黑麦粉	14
燕麦饼	10.4
爆米花	10.1

谷物	每 100 克中的纤维含量（克）
燕麦	10
粗黑麦面包	9.6
全麦面粉	9.1
黑麦面包	8.2
全麦面包	6.6
野米	6.2
珍珠米	4.9
珍珠斯佩耳特小麦	4.9
翡麦	4.5
全麦贝果	4.2
全麦意大利面	3.9
斯佩耳特小麦	3.3
荞麦粉	3.1
全麦古斯米	3.1
精制小麦粉	3
白意大利面	2.9
藜麦	2.8
白面包	2.4
碎小麦	2.1
荞麦	1.6
糙米	1.4
古斯米	1.3
鸡蛋面	0.9
印度香米	0.6

天才蔬菜

蔬菜	蔬菜的颜色	每100克中的纤维含量（克）
牛油果	绿色	6.7
洋蓟	绿色	5.7
青豆	绿色	4.5
抱子甘蓝	绿色	4.1
羽衣甘蓝	绿色	4.1
芋头	白色/棕色	4.1
宽叶羽衣甘蓝	绿色	4
甜菜	绿色	3.7
煮熟的菠菜	绿色	3.7
球茎甘蓝	绿色	3.6
欧洲萝卜	白色/淡黄色	3.6
蒲公英叶	绿色	3.5
芜菁叶	绿色	3.5
橄榄	绿色	3.3
胡萝卜	黄色/橙色	3.3
欧芹	绿色	3.3
红薯	黄色/橙色	3.3
芥菜	绿色	3.2
花椰菜	绿色/白色	3.2
皱叶甘蓝	绿色	3.1
莲藕	白色	3.1
蒜叶婆罗门参	白色	3.1

蔬菜	蔬菜的颜色	每 100 克中的纤维含量（克）
茴香	绿色/淡绿色	3.1
青豌豆	绿色	3
西蓝花	绿色	3
茄子	紫色	3
南瓜	橙色	2.9
德国酸菜	白色/淡绿色	2.9
甜菜根	红色	2.8
西葫芦	黄色/橙色	2.8
大蒜	白色	2.7
大葱	白色/淡绿色	2.6
荸荠	白色	2.5
烤土豆	白色	2.2
紫洋葱	红色	2.2
芦笋	绿色	2.1
红甘蓝	红色	2.1
蘑菇	棕色	2.1
秋葵	绿色	2.1
辣椒	红色/黄色/绿色	2.1
甜玉米	黄色	2
生姜	黄色	2
罐装西红柿	红色	1.9
土豆泥	白色	1.9
凉拌卷心菜丝	白色	1.9

蔬菜	蔬菜的颜色	每 100 克中的纤维含量（克）
黄洋葱	白色/淡黄色	1.9
韭菜	绿色	1.8
莴苣或罗马生菜	绿色	1.8
芜菁	白色/淡黄色	1.8
韩国泡菜	白色	1.6
芹菜	绿色	1.6
瑞士甜菜	绿色	1.6
萝卜	红色	1.6
菠菜	绿色	1.6
芝麻菜	绿色	1.6
竹笋	白色	1.4
海带	绿色	1.3
黄瓜	绿色	0.5

天才水果

水果	水果的颜色	每 100 克中的纤维含量（克）
百香果	橙色	10.4
无花果干	紫色	9.8
苹果干	绿色	8.7
干枣	紫色	8
蓝莓干	紫色	7.5
杏脯	橙色	7.3

水果	水果的颜色	每100克中的纤维含量（克）
西梅	紫色	7.1
金橘	黄色/橙色	6.5
覆盆子	红色	6.5
番石榴	粉红色	5.4
黑莓	紫色	5.3
蔓越莓干	红色	5.3
醋栗干	紫色	4.4
石榴	红色	4
柿子	橙色	3.6
亚洲梨	绿色	3.6
梨	绿色	3.1
猕猴桃	绿色	3
无花果	紫色	2.9
杨桃	黄色/橙色	2.8
柠檬	黄色/橙色	2.8
青柠	绿色	2.8
蓝莓	紫色	2.7
樱桃	红色	2.5
苹果	绿色	2.5
草莓	红色	2.1
杏子	橙色	2
橙子	橙色	2
橘子	橙色	1.8

水果	水果的颜色	每 100 克中的纤维含量（克）
大黄	粉红色	1.8
香蕉	黄色	1.7
木瓜	橙色	1.7
西柚	粉红色	1.6
杧果	黄色/橙色	1.6
油桃	黄色/橙色	1.5
桃	黄色/橙色	1.5
菠萝	黄色	1.4
李子	紫色	1.4
甜瓜	黄色	0.8

多酚对照表

50 种多酚含量最高的食物

种类	食物	每 100 克中的多酚含量（毫克）
香料	丁香	16 048
香料	肉桂	9 700
草本植物	干马郁兰	9 306
豆类	红豆	8 970
草本植物	干留兰香	6 575
可可和巧克力	可可粉	5 624
豆类	黑豆	4 846
草本植物	干夏季香薄荷	4 512
草本植物	干罗勒	4 318
草本植物	干月桂叶	4 170
豆类	小扁豆	3 697

种类	食物	每 100 克中的多酚含量（毫克）
香料	辣椒	3 600
草本植物	干牛至	3 117
草本植物	干鼠尾草	2 920
香料	香芹籽	2 913
坚果	栗子	2 757
草本植物	干迷迭香	2 519
草本植物	干甘菊	2 483
草本植物	干芫荽	2 260
草本植物	干胡芦巴	2 250
香料	干姜黄	2 117
香料	小茴香籽	2 038
浆果	黑接骨木	1 950
香料	肉豆蔻	1 905
草本植物	干冬香薄荷	1 880
可可和巧克力	黑巧克力	1 860
草本植物	干百里香	1 815
香料	八角	1 810
浆果	野樱莓	1 752
草本植物	干柠檬薄荷	1 700
草本植物	干牛膝草	1 623
草本植物	干欧芹	1 585
坚果	核桃	1 575
坚果	开心果	1 420

种类	食物	每 100 克中的多酚含量（毫克）
蔬菜	瑞士甜菜叶	1 320
坚果	山核桃	1 284
草本植物	干莳萝	1 250
干果	西梅	1 195
草本植物	新鲜百里香	1 173
草本植物	新鲜牛至	1 165
蔬菜	洋蓟	1 142
草本植物	新鲜迷迭香	1 082
香料	咖喱粉	1 075
干果	葡萄干	1 065
豆类	蚕豆	1 039
草本植物	新鲜胡椒薄荷	980
浆果	黑树莓	980
干果	无花果干	960

养成天才肠道的建议

养成天才肠道的建议	推荐
充足睡眠	• 每天睡 7~9 小时 [1] • 睡眠质量同样重要。尝试形成放松的就寝时间，以及规律的入睡和醒来时间
运动锻炼	• 每周至少进行 2.5 个小时的中等强度、可提高心率的运动，比如快步走、徒步旅行、骑自行车。或者进行 1.25 个小时的高强度运动，即会让你上气不接下气且出汗的运动，比如慢跑、游泳、团队运动 [2] • 每周做两次肌肉锻炼，比如举重、弹力带练习、攀岩、自重训练
白天不要久坐	• 长时间一直保持坐姿，或者在一天中的大部分时间都处于久坐状态，会对你的健康产生不利影响 [3] • 如果你已经坐了一段时间，请尝试每 30 分钟活动一下身体，即使每次只运动一两分钟也会对你有帮助 [4] • 如果你每天都坐在办公桌前工作，建议你每天站姿办公 2 小时（并逐步升级到 4 小时）[5]
不要喝太多酒	• 为了你的健康，建议每周的饮酒量不超过 6 杯葡萄酒或 6 品脱啤酒，相当于 14 个单位 [6]
与大自然亲密接触	• 每周在大自然中待上 2 个小时或更长时间，有助于改善你的健康，提升你的幸福感 [7]
管理压力	• 参见秘诀 9：给你的大脑和肠道减压

总结：10 项肠-脑秘诀，
为你的第二大脑增添超级能量

秘诀 1	装够半盘菜
秘诀 2	多彩食物法
秘诀 3	BGBGs食物法
秘诀 4	每天吃点儿发酵食物
秘诀 5	将晚餐提前
秘诀 6	每周吃两次油性鱼类
秘诀 7	黑巧克力可让人心情舒畅
秘诀 8	早餐摄入一些蛋白质和纤维
秘诀 9	给你的大脑和肠道减压
秘诀 10	多喝水！

　　致
　　谢

　　亲爱的读者，我要衷心地感谢你们。本书就是为你们写的。我希望
你们能喜欢这本书，可以从中有所收获，让生活、肠道和大脑变得更好。

　　我体贴的家人们，现在又多了可亲的嫂子佐伊和阿米莉亚，尤其
是我的教母阿米莉亚，衷心感谢你们的支持、笑容和鼓励，这本书才得
以顺利完成。此外，还要感谢我的祖父克里斯托弗，他是家族里公认的
作家，以及我的祖母维多利亚，她对我祖父的诗歌和短篇小说进行了细
致的编辑，这凸显出任何壮举都非一己之力所能完成。在这一点上，如
果没有我的出色的编辑卡罗琳娜·凯姆、优秀的经纪人玛蒂尔达·福布
斯·沃森，以及企鹅出版社迈克尔·约瑟夫和WME的优秀团队的专业指
导和大力支持，这本书也不可能有今天的表现。我很感激能遇到你们，
并能与你们共事。

　　我感到非常幸运，因为我有一群出色的朋友，他们以各种形式参与
了这本书的写作，包括举杯畅饮、电话聊天、提供有用的建议、通读部
分章节等。尤其感谢弗雷亚·贝里、V. 霍奇森、埃利·奈特、埃里斯·德
斯塔克普尔、卡特·金伯、佐伊·詹姆斯、埃迪·福斯特、马克·齐列卡

斯、劳伦·埃弗里特、伊莎贝拉·伯奇－雷纳森、卡米拉·莫索普、鲁斯·鲍尔、艾丽斯·卡森、汉娜·奈特、阿什利·福布斯·雷维尔、艾琳·巴恩斯、阿姆里塔·维贾伊、玛戈·伊莱亚森。

在科学世界，你站在前人的肩膀上，向知识海洋汇入自己凝结的一滴水，并希望它能与其他成果一起，掀成新的浪潮。为此，我要感谢我过去和现在的同事，还要感谢费利斯·杰克教授、卡罗琳·勒罗伊博士、克莱尔·斯蒂夫斯教授、安娜·罗德里格斯·马特奥斯博士、索菲·莫特博士、萨拉·贝里博士和蒂姆·斯佩克特教授，感谢他们为这本书的内容提出的宝贵意见，或者在我职业生涯的不同阶段给予我的指导。

最后，还要感谢我那长着四条腿的忠实战友——猎犬马维斯。在我写作这本书的过程中，她安静地坐在一旁看着我打字，大部分时间都充满耐心。真棒！为了向她致谢，我保证会带她多外出散步、玩新玩具，并同她的其他毛茸茸的朋友一起冒险。

序言　确定你的幸福基线

1　Nes RB, Røysamb E. Happiness in Behaviour Genetics: An Update on Heritability and Changeability. *Journal of Happiness Studies*. 2017/10/01 2017;18(5):1533-1552. doi:10.1007/s10902-016-9781-6

2　Breit S, Kupferberg A, Rogler G, Hasler G. Vagus Nerve as Modulator of the Brain-Gut Axis in Psychiatric and Inflammatory Disorders. *Front Psychiatry*. 2018;9:44. doi:10.3389/fpsyt.2018.00044

3　Yu QJ, Yu SY, Zuo LJ, Lian TH, Hu Y, Wang RD, Piao YS, Guo P, Liu L, Jin Z, Li LX, Chan P, Chen SD, Wang XM, Zhang W. Parkinson disease with constipation: clinical features and relevant factors. *Scientific Reports*. 2018 Jan 12;8(1):567. doi:10.1038/s41598-017-16790-8

4　Zamani M, Alizadeh-Tabari S, Zamani V. Systematic review with meta-analysis: the prevalence of anxiety and depression in patients with irritable bowel syndrome. *Alimentary Pharmacology & Therapeutics*. 2019;50(2): 132-143. doi:10.1111/apt.15325

第 2 章　不可忽视的肠道微生物组

1　Ogbonnaya ES, Clarke G, Shanahan F, Dinan TG, Cryan JF, O'Leary OF. Adult Hippocampal Neurogenesis Is Regulated by the Microbiome. *Biological Psychiatry*. 2015;78(4):e7-e9. doi:10.1016/j.biopsych.2014.12.023

2　Goodrich JK, Waters JL, Poole AC, et al. Human Genetics Shape the Gut Microbiome. *Cell*. 2014;159(4):789-799. doi:10.1016/j.cell.2014.09.053

3　Parrish A, Boudaud M, Grant ET, et al. Akkermansia muciniphila exacerbates food allergy in fibre-deprived mice. *Nature Microbiology*. 2023/10/01 2023;8(10):1863-1879. doi:10.1038/s41564-023-01464-1

4   Francesco A, Leeming ER, Eirini D, et al. Blue poo: impact of gut transit time on the gut microbiome using a novel marker. *Gut*. 2021;70(9):1665. doi:10.1136/gutjnl-2020-323877

5   Wu J, Wang K, Wang X, Pang Y, Jiang C. The role of the gut microbiome and its metabolites in metabolic diseases. *Protein & Cell*. 2021/05/01 2021;12(5): 360-373. doi:10.1007/s13238-020-00814-7

6   Frost G, Sleeth ML, Sahuri-Arisoylu M, et al. The short-chain fatty acid acetate reduces appetite via a central homeostatic mechanism. *Nature Communications*. 2014/04/29 2014;5(1):3611. doi:10.1038/ncomms4611

7   David LA, Maurice CF, Carmody RN, et al. Diet rapidly and reproducibly alters the human gut microbiome. *Nature*. Jan 23 2014;505(7484):559-63. doi:10.1038/nature12820

第 3 章　肠道是你的第二大脑

1   Gorczyca K, Obuchowska A, Kimber-Trojnar Ż, Wierzchowska-Opoka M, Leszczyńska-Gorzelak B. Changes in the Gut Microbiome and Pathologies in Pregnancy. *Int J Environ Res Public Health*. Aug 12 2022;19(16). doi:10.3390/ijerph19169961

2   Jašarević E, Bale TL. Prenatal and postnatal contributions of the maternal microbiome on offspring programming. *Frontiers in Neuroendocrinology*. 2019/10/01 2019;55:100797. doi:10.1016/j.yfrne.2019.100797

3   Zhou L, Qiu W, Wang J, et al. Effects of vaginal microbiota transfer on the neurodevelopment and microbiome of cesarean-born infants: A blinded randomized controlled trial. *Cell Host & Microbe*. 2023/07/12 2023;31(7): 1232-1247.e5. doi:10.1016/j.chom.2023.05.022

4   Sun Z, Lee-Sarwar K, Kelly RS, et al. Revealing the importance of prenatal gut microbiome in offspring neurodevelopment in humans. *eBioMedicine*. 2023;90doi:10.1016/j.ebiom.2023.104491

5   Dawson SL, O'Hely M, Jacka FN, et al. Maternal prenatal gut microbiota composition predicts child behaviour. *eBioMedicine*. 2021;68doi:10.1016/j. ebiom.2021.103400

6   Ogbonnaya ES, Clarke G, Shanahan F, Dinan TG, Cryan JF, O'Leary OF. Adult Hippocampal Neurogenesis Is Regulated by the Microbiome. *Biological Psychiatry*. 2015;78(4): e7-e9. doi:10.1016/j.biopsych.2014.12.023

7   Carlson AL, Xia K, Azcarate-Peril MA, et al. Infant Gut Microbiome Associated With Cognitive Development. *Biol Psychiatry*. Jan 15 2018;83(2): 148-159. doi:10.1016/j.biopsych.2017.06.021

8   Sordillo JE, Korrick S, Laranjo N, et al. Association of the Infant Gut Microbiome With Early Childhood Neurodevelopmental Outcomes: An Ancillary Study to the VDAART Randomized Clinical Trial. *JAMA Netw Open*. Mar 1 2019;2(3):e190905. doi:10.1001/jamanetworkopen.2019.0905

9   Kevin SB, Guilherme Fahur B, Shelley Hoeft M, et al. Gut-resident microorganisms and their genes are associated with cognition and neuroanatomy in children. *bioRxiv*. 2023:2020.02.13.944181.

doi:10.1101/2020.02.13.944181

10 Oluwagbemigun K, Schnermann ME, Schmid M, Cryan JF, Nöthlings U. A prospective investigation into the association between the gut microbiome composition and cognitive performance among healthy young adults. *Gut Pathogens.* 2022/04/19 2022;14(1):15. doi:10.1186/s13099-022-00487-z

11 Boehme M, Guzzetta KE, Bastiaanssen TFS, et al. Microbiota from young mice counteracts selective age-associated behavioral deficits. *Nature Aging.* 2021/08/01 2021;1(8):666-676. doi:10.1038/s43587-021-00093-9

12 Ma C, Li Y, Mei Z, et al. Association Between Bowel Movement Pattern and Cognitive Function: Prospective Cohort Study and a Metagenomic Analysis of the Gut Microbiome. *Neurology.* Nov 14 2023;101(20):e2014-e2025. doi:10.1212/wnl.0000000000207849

13 Agus A, Planchais J, Sokol H. Gut Microbiota Regulation of Tryptophan Metabolism in Health and Disease. *Cell Host & Microbe.* 2018;23(6):716-724. doi:10.1016/j.chom.2018.05.003

14 Cryan JF, Dinan TG. Mind-altering microorganisms: the impact of the gut microbiota on brain and behaviour. *Nature Reviews Neuroscience.* 2012/10/01 2012;13(10):701-712. doi:10.1038/nrn3346

15 Agus A, Planchais J, Sokol H. Gut Microbiota Regulation of Tryptophan Metabolism in Health and Disease. *Cell Host & Microbe.* 2018;23(6): 716-724. doi:10.1016/j.chom.2018.05.003

16 Waclawiková B, El Aidy S. Role of Microbiota and Tryptophan Metabolites in the Remote Effect of Intestinal Inflammation on Brain and Depression. *Pharmaceuticals.* 2018;11(3):63.

17 Kan Gao, Chun-long Mu, Aitak Farzi, Wei-yun Zhu, Tryptophan Metabolism: A Link Between the Gut Microbiota and Brain, *Advances in Nutrition,* 2020;11(3):709–723. doi:10.1093/advances/nmz127

18 Madison A, Kiecolt-Glaser JK. Stress, depression, diet, and the gut microbiota: human-bacteria interactions at the core of psychoneuroimmunology and nutrition. *Curr Opin Behav Sci.* Aug 2019;28: 105-110. doi:10.1016/j.cobeha.2019.01.011

19 Dalile B, Van Oudenhove L, Vervliet B, Verbeke K. The role of short-chain fatty acids in microbiota–gut–brain communication. *Nature Reviews Gastroenterology & Hepatology.* 2019/08/01 2019;16(8):461-478. doi:10.1038/s41575-019-0157-3

20 O'Riordan KJ, Collins MK, Moloney GM, et al. Short chain fatty acids: Microbial metabolites for gut-brain axis signalling. *Mol Cell Endocrinol.* Apr 15 2022;546:111572. doi:10.1016/j.mce.2022.111572

21 Unger MM, Spiegel J, Dillmann K-U, et al. Short chain fatty acids and gut microbiota differ between patients with Parkinson's disease and age-matched controls. *Parkinsonism & Related Disorders.* 2016;32:66-72. doi:10.1016/j.parkreldis.2016.08.019

22 Zhang L, Wang Y, Xiayu X, et al. Altered Gut Microbiota in a Mouse Model of Alzheimer's Disease. *Journal of Alzheimer's Disease.* 2017;60:1241-1257. doi:10.3233/JAD-170020

23 Maltz RM, Keirsey J, Kim SC, et al. Prolonged restraint stressor exposure in outbred CD-1 mice impacts microbiota, colonic inflammation, and short chain fatty acids. *PLOS ONE*. 2018;13(5):e0196961. doi:10.1371/journal.pone.0196961

24 Byrne CS, Chambers ES, Alhabeeb H, et al. Increased colonic propionate reduces anticipatory reward responses in the human striatum to high-energy foods. *Am J Clin Nutr*. Jul 2016;104(1):5-14. doi:10.3945/ajcn.115.126706

25 Kristina SF, Madelief W, Max N, Richard GI. Potential of butyrate to influence food intake in mice and men. *Gut*. 2018;67(7):1203. doi:10.1136/gutjnl-2017-315543

第 4 章　女性的肠－脑连接

1 Bailey P. Hysteria: The History of a Disease. *Archives of General Psychiatry*. 1966;14(3):332-333. doi:10.1001/archpsyc.1966.01730090108024

2 Stricker R, Eberhart R, Chevailler M-C, Quinn FA, Bischof P, Stricker R. Establishment of detailed reference values for luteinizing hormone, follicle stimulating hormone, estradiol, and progesterone during different phases of the menstrual cycle on the Abbott ARCHITECT® analyzer. *Clinical Chemistry and Laboratory Medicine (CCLM)*. 2006;44(7):883-887. doi:10.1515/CCLM.2006.160

3 Baker JM, Al-Nakkash L, Herbst-Kralovetz MM. Estrogen & gut microbiome axis: Physiological and clinical implications. *Maturitas*. 2017;103:45-53. doi:0.1016/j.maturitas.2017.06.025

4 Shobeiri P, Kalantari A, Teixeira AL, Rezaei N. Shedding light on biological sex differences and microbiota–gut–brain axis: a comprehensive review of its roles in neuropsychiatric disorders. *Biology of Sex Differences*. 2022/03/25 2022;13(1):12. doi:10.1186/s13293-022-00422-6

5 Korpela K, Kallio S, Salonen A, et al. Gut microbiota develop towards an adult profile in a sex-specific manner during puberty. *Scientific Reports*. 2021/12/02 2021;11(1):23297. doi:10.1038/s41598-021-02375-z

6 Reiman EM, Armstrong SM, Matt KS, Mattox JH. The application of positron emission tomography to the study of the normal menstrual cycle. *Human Reproduction*. 1996;11(12):2799-2805. doi:10.1093/oxfordjournals.humrep.a019214

7 McVay MA, Copeland AL, Geiselman PJ. Eating disorder pathology and menstrual cycle fluctuations in eating variables in oral contraceptive users and non-users. *Eat Behav*. Jan 2011;12(1):49-55. doi:10.1016/j.eatbeh.2010.11.005

8 Natale V, Albertazzi P, Cangini A. The Effects of Menstrual Cycle on Dreaming. *Biological Rhythm Research*. 2003/07/01 2003;34(3):295-303. doi:10.1076/brhm.34.3.295.18808

9 Li T, Shao W, Wang Y, et al. A two-sample mendelian randomization analysis investigates associations between gut microbiota and infertility. *Scientific Reports*. 2023/07/15 2023;13(1):11426. doi:10.1038/s41598-023-38624-6

10 Koren O, Goodrich Julia K, Cullender Tyler C, et al. Host Remodeling of the Gut Microbiome and Metabolic Changes during Pregnancy. *Cell.* 2012;150(3):470-480. doi:10.1016/j.cell.2012.07.008

11 Dahl C, Stanislawski M, Iszatt N, et al. Gut microbiome of mothers delivering prematurely shows reduced diversity and lower relative abundance of Bifidobacterium and Streptococcus. *PLOS ONE.* 2017;12(10):e0184336. doi:10.1371/journal.pone.0184336

12 Sharma A, Davies R, Kapoor A, Islam H, Webber L, Jayasena CN. The effect of hormone replacement therapy on cognition and mood. *Clin Endocrinol (Oxf).* 2023;98: 285-295. doi:10.1111/cen.14856

13 Mayneris-Perxachs J, Arnoriaga-Rodríguez M, Luque-Córdoba D, et al. Gut microbiota steroid sexual dimorphism and its impact on gonadal steroids: influences of obesity and menopausal status. *Microbiome.* 2020/09/20 2020;8(1):136. doi:10.1186/s40168-020-00913-x

14 Setchell KD, Brown NM, Desai PB, et al. Bioavailability, disposition, and dose-response effects of soy isoflavones when consumed by healthy women at physiologically typical dietary intakes. *J Nutr.* Apr 2003;133(4): 1027-35. doi:10.1093/jn/133.4.1027

15 Joshu E. Man who performed 'DIY' fecal transplants from his mom after Crohn's disease left him hospitalized experienced her menopause symptoms. www.dailymail.co.uk/health/article-12754413/mom-fecal-transplant-son-crohns-disease-hospitalized-menopause-symptoms.html

第 5 章　男性的肠－脑连接

1 Wallis A, Butt H, Ball M, Lewis DP, Bruck D. Support for the Microgenderome: Associations in a Human Clinical Population. *Scientific Reports.* 2016/01/13 2016;6(1):19171. doi:10.1038/srep19171

2 Shobeiri P et al., Shedding light on biological sex differences and microbiota–gut–brain axis. *Biology of Sex Differences*

3 Levkovich T, Poutahidis T, Smillie C, et al. Probiotic bacteria induce a 'glow of health'. *PLoS One.* 2013;8(1):e53867. doi:10.1371/journal.pone.0053867

4 Yurkovetskiy L, Burrows M, Khan AA, et al. Gender bias in autoimmunity is influenced by microbiota. *Immunity.* Aug 22 2013;39(2):400-12. doi:10.1016/j.immuni.2013.08.013

5 Li X, Cheng W, Shang H, Wei H, Deng C. The Interplay between Androgen and Gut Microbiota: Is There a Microbiota-Gut-Testis Axis. *Reprod Sci.* Jun 2022;29(6):1674-1684. doi:10.1007/s43032-021-00624-0

6 Zhang P, Feng Y, Li L, et al. Improvement in sperm quality and spermatogenesis following faecal microbiota transplantation from alginate oligosaccharide dosed mice. *Gut.* Jan 2021;70(1):222-225. doi:10.1136/gutjnl-2020-320992

7   Molina NM, Plaza-Díaz J, Vilchez-Vargas R, et al. Assessing the testicular sperm microbiome: a low-biomass site with abundant contamination. *Reproductive BioMedicine Online*. 2021/09/01/ 2021;43(3):523-531. doi:10.1016/j.rbmo.2021.06.021

8   Dixon R, Egan S, Hughes S, Chapman B. The Sexome – A proof of concept study into microbial transfer between heterosexual couples after sexual intercourse. *Forensic Science International*. 2023/07/01/ 2023;348:111711. doi:10.1016/j.forsciint.2023.111711

9   Toh E, Xing Y, Gao X, et al. Sexual behavior shapes male genitourinary microbiome composition. *Cell Rep Med*. Mar 21 2023;4(3):100981. doi:10.1016/j.xcrm.2023.100981

10   Noguera-Julian M, Rocafort M, Guillén Y, et al. Gut Microbiota Linked to Sexual Preference and HIV Infection. *eBioMedicine*. 2016;5:135-146. doi:10.1016/j.ebiom.2016.01.032

第 6 章　多样化的肠－脑关系——多动症、孤独症和神经多样性

1   Ahrens AP, Hyötyläinen T, Petrone JR, Igelström K, George CD, Garrett TJ, et al. Infant microbes and metabolites point to childhood neurodevelopmental disorders. *Cell*. 2024;187(8):1853-73.e15. doi:10.1016/j.cell.2024.02.035

2   Tengeler AC, Dam SA, Wiesmann M, et al. Gut microbiota from persons with attention-deficit/hyperactivity disorder affects the brain in mice. *Microbiome*. 2020/04/01 2020;8(1):44. doi:10.1186/s40168-020-00816-x

3   Stiernborg M, Debelius JW, Yang LL, et al. Bacterial gut microbiome differences in adults with ADHD and in children with ADHD on psychostimulant medication. *Brain, Behavior, and Immunity*. 2023/05/01/ 2023;110:310-321. doi:10.1016/j.bbi.2023.03.012

4   Morton JT, Jin D-M, Mills RH, et al. Multi-level analysis of the gut–brain axis shows autism spectrum disorder-associated molecular and microbial profiles. *Nature Neuroscience*. 2023/07/01 2023;26(7):1208-1217. doi:10.1038/s41593-023-01361-0

第 7 章　饥饿的肠道细菌

1   Carter MM, Olm MR, Merrill BD, et al. Ultra-deep sequencing of Hadza hunter-gatherers recovers vanishing gut microbes. *Cell*. 2023/07/06/ 2023;186(14):3111-3124.e13. doi:10.1016/j.cell.2023.05.046

2   Reynolds A, Mann J, Cummings J, Winter N, Mete E, Te Morenga L. Carbohydrate quality and human health: a series of systematic reviews and meta-analyses. *The Lancet*. 2019;393(10170):434-445. doi:10.1016/S0140-6736(18)31809-9

3   Fernanda R, Maria Laura da Costa L, Euridice Martinez S, et al. Ultra-processed foods and excessive free sugar intake in the UK: a nationally representative cross-sectional study. *BMJ Open*. 2019;9(10):e027546. doi:10.1136/bmjopen-2018-027546

4   Monteiro CA, Cannon G, Levy RB, et al. Ultra-processed foods: what they are and how to identify them. *Public Health Nutrition*. 2019;22(5):936-941. doi:10.1017/S1368980018003762

5   Cordova R, Viallon V, Fontvieille E, et al. Consumption of ultra-processed foods and risk of multimorbidity of cancer and cardiometabolic diseases: multinational cohort study. *The Lancet Regional Health – Europe*. 2023;35 doi:10.1016/j.lanepe.2023.100771

6   Wang L, Du M, Wang K, et al. Association of ultra-processed food consumption with colorectal cancer risk among men and women: results from three prospective US cohort studies. *BMJ*. 2022;378:e068921. doi:10.1136/bmj-2021-068921

7   Naimi S, Viennois E, Gewirtz AT, Chassaing B. Direct impact of commonly used dietary emulsifiers on human gut microbiota. *Microbiome*. 2021/03/22 2021;9(1):66. doi:10.1186/s40168-020-00996-6

8   Sandall A, Smith L, Svensen E, Whelan K. Emulsifiers in ultra-processed foods in the UK food supply. *Public Health Nutr*. Nov 2023;26(11):2256-2270. doi:10.1017/s1368980023002021

9   Um CY, Hodge RA, Tran HQ, Campbell PT, Gewirtz AT, McCullough ML. Association of Emulsifier and Highly Processed Food Intake with Circulating Markers of Intestinal Permeability and Inflammation in the Cancer Prevention Study-3 Diet Assessment Sub-Study. *Nutr Cancer*. 2022;74(5): 1701-1711. doi:10.1080/01635581.2021.1957947

10   Knüppel A, Shipley MJ, Llewellyn CH, Brunner EJ. Sugar intake from sweet food and beverages, common mental disorder and depression: prospective findings from the Whitehall II study. *Scientific Reports*. 2017/07/27 2017;7(1):6287. doi:10.1038/s41598-017-05649-7

11   Thomson P, Santibañez R, Aguirre C, Galgani JE, Garrido D. Short-term impact of sucralose consumption on the metabolic response and gut microbiome of healthy adults. *Br J Nutr*. Oct 28 2019;122(8):856-862. doi:10.1017/s0007114519001570

12   Serrano J, Smith KR, Crouch AL, et al. High-dose saccharin supplementation does not induce gut microbiota changes or glucose intolerance in healthy humans and mice. *Microbiome*. Jan 12 2021;9(1):11. doi:10.1186/s40168-020-00976-w

13   Suez J, Cohen Y, Valdés-Mas R, et al. Personalized microbiome-driven effects of non-nutritive sweeteners on human glucose tolerance. *Cell*. Sep 1 2022;185(18):3307-3328.e19. doi:10.1016/j.cell.2022.07.016

14   Afshin A, Sur PJ, Fay KA, et al. Health effects of dietary risks in 195 countries, 1990–2017: a systematic analysis for the Global Burden of Disease Study 2017. *The Lancet*. 2019;393(10184):1958-1972. doi:10.1016/S0140-6736(19) 30041-8

15   Gesch CB, Hammond SM, Hampson SE, Eves A, Crowder MJ. Influence of supplementary vitamins, minerals and essential fatty acids on the antisocial behaviour of young adult prisoners: Randomised, placebo-controlled trial. *The British Journal of Psychiatry*. 2002;181(1):22-28. doi:10.1192/bjp.181.1.22

16 Barabási A-L, Menichetti G, Loscalzo J. The unmapped chemical complexity of our diet. *Nature Food*. 2020/01/01 2020;1(1):33-37. doi:10.1038/s43016-019-0005-1

第 8 章 "洁净"的肠道并不快乐

1 Hutchings MI, Truman AW, Wilkinson B. Antibiotics: past, present and future. *Current Opinion in Microbiology*. 2019;51:72–80 doi.org/10.1016/j.mib.2019.10.008
2 Neuman H, Forsythe P, Uzan A, Avni O, Koren O. Antibiotics in early life: dysbiosis and the damage done. *FEMS Microbiology Reviews*. 2018;42(4): 489-499. doi:10.1093/femsre/fuy018
3 Slykerman RF, Neumann D, Underwood L, et al. Age at first exposure to antibiotics and neurodevelopmental outcomes in childhood. *Psychopharmacology*. 2023;240: 1143–1150. doi.org 10.1007/s00213-023-06351-5
4 Mehta RS, Lochhead P, Wang Y, et al. Association of midlife antibiotic use with subsequent cognitive function in women. *PLoS One*. 2022;17(3):e0264649. doi:10.1371/journal.pone.0264649
5 Dethlefsen L, Huse S, Sogin ML, Relman DA. The Pervasive Effects of an Antibiotic on the Human Gut Microbiota, as Revealed by Deep 16S rRNA Sequencing. *PLOS Biology*. 2008;6(11):e280. doi:10.1371/journal.pbio.0060280
6 Suez J, Zmora N, Zilberman-Schapira G, et al. Post-Antibiotic Gut Mucosal Microbiome Reconstitution Is Impaired by Probiotics and Improved by Autologous FMT. *Cell*. Sep 6 2018;174(6):1406-1423.e16. doi:10.1016/j.cell.2018.08.047
7 Penumutchu S, Korry BJ, Hewlett K, Belenky P. Fiber supplementation protects from antibiotic-induced gut microbiome dysbiosis by modulating gut redox potential. *Nature Communications*. 2023/08/24 2023;14(1):5161. doi:10.1038/s41467-023-40553-x
8 Suez J, Zmora N, Zilberman-Schapira G, et al. Post-Antibiotic Gut Mucosal Microbiome Reconstitution Is Impaired by Probiotics and Improved by Autologous FMT. *Cell*. Sep 6 2018;174(6): 1406-1423. e16. doi:10.1016/j.cell.2018.08.047
9 Singh S, Sharma P, Pal N, et al. Impact of Environmental Pollutants on Gut Microbiome and Mental Health via the Gut-Brain Axis. *Microorganisms*. Jul 19 2022;10(7). doi:10.3390/microorganisms10071457

第 9 章 孤独的身体，孤独的肠道？

1 Kannan V D, Veazie PJ. US trends in social isolation, social engagement, and companionship – nationally and by age, sex, race/ethnicity, family income, and work hours, 2003–2020. *SSM - Population Health*. 2023/03/01/ 2023;21:101331. doi:https://doi.org/10.1016/j.ssmph.2022.101331
2 Gallup. Loneliness in U.S. Subsides From Pandemic High. https://news.gallup.com/poll/473057/loneliness-subsides-pandemic-high.aspx%5D

3   Nguyen T T, Zhang X, Wu T-C, et al. Association of Loneliness and Wisdom
    With Gut Microbial Diversity and Composition: An Exploratory Study. Brief
    Research Report. *Frontiers in Psychiatry*. 2021-March-25 2021;12.
    doi:10.3389/fpsyt.2021.648475
4   National Academies of Sciences, Engineering, and Medicine. 2020. Social
    Isolation and Loneliness in Older Adults: Opportunities for the Health Care
    System. Washington, DC: The National Academies Press. doi.
    org/10.17226/25663
5   Wu W-L, Adame MD, Liou C-W, et al. Microbiota regulate social behaviour
    via stress response neurons in the brain. *Nature*. 2021/07/01 2021;595(7867):
    409-414. doi:10.1038/s41586-021-03669-y
6   Johnson KVA. Gut microbiome composition and diversity are related to
    human personality traits. *Human Microbiome Journal*. 2020/03/01/
    2020;15:100069. doi:10.1016/j.humic.2019.100069
7   Valles-Colomer M, Blanco-Míguez A, Manghi P, et al. The person-to-
    person transmission landscape of the gut and oral microbiomes.
    Nature. 2023/02/01 2023;614(7946):125-135. doi:10.1038/s41586-022-
    05620-1
8   Kort R, Caspers M, van de Graaf A, van Egmond W, Keijser B, Roeselers
    G. Shaping the oral microbiota through intimate kissing. *Microbiome*.
    2014/11/17 2014;2(1):41. doi:10.1186/2049-2618-2-41
9   Kort R, Caspers M, van de Graaf A, van Egmond W, Keijser B, Roeselers G.
    Shaping the oral microbiota through intimate kissing. *Microbiome*.
    2014/11/17 2014;2(1):41. doi:10.1186/ 2049-2618-2-41

第 10 章　压力下的肠－脑耗竭

1   Stressed nation: 74% of UK 'overwhelmed or unable to cope' at some point
    in the past year. www.mentalhealth.org.uk/about-us/news/survey-stressed-
    nation-UK-overwhelmed-unable-to-cope
2   Gheorghe CE, Leigh S-J, Tofani GSS, Bastiaanssen TFS, Lyte JM, Gardellin
    E, et al. The microbiota drives diurnal rhythms in tryptophan metabolism in
    the stressed gut. *Cell Reports*. 2024;43(4). doi: 10.1016/j.celrep.2024.114079
3   Mariotti A. The effects of chronic stress on health: new insights into the
    molecular mechanisms of brain-body communication. *Future Sci OA*. Nov
    2015;1(3):Fso23. doi:10.4155/fso.15.21
4   Laudani S, Torrisi SA, Alboni S, et al. Gut microbiota alterations promote
    traumatic stress susceptibility associated with p-cresol-induced
    dopaminergic dysfunctions. *Brain Behav Immun*. Jan 2023;107:385-396.
    doi:10.1016/j.bbi.2022.11.004
5   Houtz JL, Taff CC, Vitousek MN. Gut Microbiome as a Mediator of Stress
    Resilience: A Reactive Scope Model Framework. *Integrative and
    Comparative Biology*. 2022;62(1):41-57. doi:10.1093/icb/icac030
6   Ménard C, Pfau ML, Hodes GE, Russo SJ. Immune and Neuroendocrine
    Mechanisms of Stress Vulnerability and Resilience. *Neuropsycho*

pharmacology. 2017/01/01 2017;42(1):62-80. doi:10.1038/npp.2016.90

7   Gianaros PJ, Jennings JR, Sheu LK, Greer PJ, Kuller LH, Matthews KA. Prospective reports of chronic life stress predict decreased grey matter volume in the hippocampus. *NeuroImage.* 2007/04/01/ 2007;35(2):795-803. doi:10.1016/j.neuroimage.2006.10.045

8   Kulshreshtha A, Alonso A, McClure LA, Hajjar I, Manly JJ, Judd S. Association of Stress With Cognitive Function Among Older Black and White US Adults. *JAMA Network Open.* 2023;6(3):e231860-e231860. doi:10.1001/jamanetworkopen.2023.1860

9   Yau YH, Potenza MN. Stress and eating behaviors. *Minerva Endocrinol.* Sep 2013;38(3):255-67.

10 Foundation TMH. Mental Health Statistics. www.mentalhealth.org.uk/ explore-mental-health/statistics/stress-statistics

11 Zhang X, Ravichandran S, Gee GC, et al. Social Isolation, Brain Food Cue Processing, Eating Behaviors, and Mental Health Symptoms. *JAMA Netw Open.* 2024;7(4):e244855. doi:10.1001/jamanetworkopen.2024.4855

12 Kelly JR, Borre Y, O'Brien C, et al. Transferring the blues: Depression-associated gut microbiota induces neurobehavioural changes in the rat. *J Psychiatr Res.* Nov 2016;82:109-18. doi:10.1016/j.jpsychires.2016.07.019

13 Valles-Colomer M, Falony G, Darzi Y, et al. The neuroactive potential of the human gut microbiota in quality of life and depression. *Nature Microbiology.* 2019/04/01 2019;4(4):623-632. doi:10.1038/s41564-018-0337-x

14 Kelly JR, Borre Y, O'Brien C, et al. Transferring the blues: Depression-associated gut microbiota induces neurobehavioural changes in the rat. J Psychiatr Res. Nov 2016;82: 109-18. doi:10.1016/j.jpsychires.2016.07.019

15 Liu L, Wang H, Chen X, Zhang Y, Zhang H, Xie P. Gut microbiota and its metabolites in depression: from pathogenesis to treatment. *eBioMedicine.* 2023;90 doi:10.1016/j.ebiom.2023.104527

16 Bercik P, Denou E, Collins J, et al. The Intestinal Microbiota Affect Central Levels of Brain-Derived Neurotropic Factor and Behavior in Mice. *Gastroenterology.* 2011/08/01/ 2011;141(2):599-609.e3. doi:10.1053/j.gastro.2011.04.052

17 Johnstone N, Milesi C, Burn O, et al. Anxiolytic effects of a galacto-oligosaccharides prebiotic in healthy females (18-25 years) with corresponding changes in gut bacterial composition. *Scientific Reports.* Apr 15 2021;11(1):8302. doi:10.1038/s41598-021-87865-w

18 Tarar ZI, Farooq U, Zafar Y, et al. Burden of anxiety and depression among hospitalized patients with irritable bowel syndrome: a nationwide analysis. *Irish Journal of Medical Science.* 2023/10/01 2023;192(5):2159-2166. doi:10.1007/s11845-022-03258-6

19 Peters SL, Yao CK, Philpott H, Yelland GW, Muir JG, Gibson PR. Randomised clinical trial: the efficacy of gut-directed hypnotherapy is similar to that of the low FODMAP diet for the treatment of irritable bowel syndrome. *Aliment Pharmacol Ther.* Sep 2016;44(5):447-59. doi:10.1111/apt.13706

20 Staudacher HM, Mahoney S, Canale K, et al. Clinical trial: A Mediterranean diet is feasible and improves gastrointestinal and psychological symptoms in irritable bowel syndrome. *Alimentary Pharmacology & Therapeutics*. n/a(n/a). doi:10.1111/apt.17791

第 11 章　肠 – 脑力量的开发

1   Tooley KL. Effects of the Human Gut Microbiota on Cognitive Performance, Brain Structure and Function: A Narrative Review. *Nutrients*. Sep 30 2020;12(10). doi:10.3390/nu12103009

2   Gareau MG, Wine E, Rodrigues DM, et al. Bacterial infection causes stress-induced memory dysfunction in mice. *Gut*. 2011;60(3):307-317. doi:10.1136/gut.2009.202515

3   Sarkar A, Harty S, Lehto SM, et al. The Microbiome in Psychology and Cognitive Neuroscience. *Trends in Cognitive Sciences*. 2018/07/01/ 2018;22(7):611-636. doi:10.1016/j.tics.2018.04.006

4   Ni Lochlainn M, Bowyer RCE, Moll JM, et al. Effect of gut microbiome modulation on muscle function and cognition: the PROMOTe randomised controlled trial. *Nat Commun*.2024;15.1859. doi.org/10.1038/s41467-024-46116-y

5   Thapa M, Kumari A, Chin CY, et al. Translocation of gut commensal bacteria to the brain. *bioRxiv*. Sep 1 2023. doi:10.1101/2023.08.30.555630

6   Boehme M, Guzzetta KE, Bastiaanssen TFS, et al. Microbiota from young mice counteracts selective age-associated behavioral deficits. *Nature Aging*. 2021/08/01 2021;1(8): 666-676. doi:10.1038/ s43587-021-00093-9

7   Adewuyi EO, O'Brien EK, Nyholt DR, Porter T, Laws SM. A large-scale genome-wide cross-trait analysis reveals shared genetic architecture between Alzheimer's disease and gastrointestinal tract disorders. *Commun Biol*. Jul 18 2022;5(1):691. doi:10.1038/s42003-022-03607-2

8   Zhan Y, Al-Nusaif M, Ding C, Zhao L, Dong C. The potential of the gut microbiome for identifying Alzheimer's disease diagnostic biomarkers and future therapies. *Front Neurosci*. 2023;17:1130730. doi:10.3389/fnins.2023.1130730

9   Grabrucker S, Marizzoni M, Silajdžić E, et al. Microbiota from Alzheimer's patients induce deficits in cognition and hippocampal neurogenesis. *Brain*. 2023:awad303. doi:10.1093/brain/awad303

10 Okunoye O, Marston L, Walters K, Schrag A. Change in the incidence of Parkinson's disease in a large UK primary care database. *npj Parkinson's Disease*. 2022/03/15 2022;8(1):23. doi:10.1038/s41531-022-00284-0

11 Tremlett H, Bauer KC, Appel-Cresswell S, Finlay BB, Waubant E. The gut microbiome in human neurological disease: A review. *Annals of Neurology*. 2017;81(3):369-382. doi:10.1002/ana.24901

12 Schaeffer E, Kluge A, Böttner M, et al. Alpha Synuclein Connects the Gut-Brain Axis in Parkinson's Disease Patients – A View on Clinical Aspects,

Cellular Pathology and Analytical Methodology. *Front Cell Dev Biol.* 2020;8:573696. doi:10.3389/fcell.2020.573696

第 13 章　肠－脑的快乐秘诀

1　Mujcic R, Oswald AJ. Evolution of Well-Being and Happiness After Increases in Consumption of Fruit and Vegetables. *American Journal of Public Health.* 2016/08/01 2016;106(8):1504-1510. doi:10.2105/AJPH.2016.303260

2　Ocean N, Howley P, Ensor J. Lettuce be happy: A longitudinal UK study on the relationship between fruit and vegetable consumption and well-being. *Social Science & Medicine.* 2019/02/01/ 2019;222:335-345. doi:10.1016/j. socscimed.2018.12.017

3　Lee S-H, Yoon S-H, Jung Y, et al. Emotional well-being and gut microbiome profiles by enterotype. *Scientific Reports.* 2020/11/26 2020;10(1):20736. doi:10.1038/s41598-020-77673-z

4　Kan Gao, Chun-long Mu, Aitak Farzi, Wei-yun Zhu. Tryptophan Metabolism: A Link Between the Gut Microbiota and Brain. *Advances in Nutrition.* 2020;11(3):709-723. doi.org/10.1093/advances/nmz127

5　Hamamah S, Aghazarian A, Nazaryan A, Hajnal A, Covasa M. Role of Microbiota-Gut-Brain Axis in Regulating Dopaminergic Signaling. *Biomedicines.* 2022;10(2):436. doi:10.3390/biomedicines10020436

6　de Wouters d'Oplinter A, Huwart SJP, Cani PD, Everard A. Gut Microbes and Food Reward: From the Gut to the Brain. *Front Neurosci.* 2022;16:947240. doi: 10.3389/fnins.2022.947240

7　Chen Y, Xu J, Chen Y. Regulation of Neurotransmitters by the Gut Microbiota and Effects on Cognition in Neurological Disorders. *Nutrients.* Jun 19 2021;13(6)doi:10.3390/nu13062099

8　Ke S, Guimond AJ, Tworoger SS, et al. Gut feelings: associations of emotions and emotion regulation with the gut microbiome in women. *Psychol Med.* Mar 21 2023:1-10. doi:10.1017/s0033291723000612

9　Cowan CSM, Hoban AE, Ventura-Silva AP, Dinan TG, Clarke G, Cryan JF. Gutsy Moves: The Amygdala as a Critical Node in Microbiota to Brain Signaling. *Bioessays.* Jan 2018;40(1)doi:10.1002/bies.201700172

10　Schmidt K, Cowen PJ, Harmer CJ, Tzortzis G, Errington S, Burnet PWJ. Prebiotic intake reduces the waking cortisol response and alters emotional bias in healthy volunteers. *Psychopharmacology.* 2015/05/01 2015;232(10): 1793-1801.doi:10.1007/ s00213-014-3810-0

11　Gheorghe CE, Leigh SJ, Tofani GSS. The microbiota drives diurnal rhythms in tryptophan metabolism in the stressed gut. *Cell Reports.* 2024;43(4):114079. doi.org/10.1016/j.celrep.2024.114079

12　Bangsgaard Bendtsen KM, Krych L, Sørensen DB, et al. Gut Microbiota Composition Is Correlated to Grid Floor Induced Stress and Behavior in the BALB/c Mouse. *Plos One.* 2012;7(10):e46231. doi:10.1371/journal. pone.0046231

13   Jacka FN, Cherbuin N, Anstey KJ, Sachdev P, Butterworth P. Western diet is associated with a smaller hippocampus: a longitudinal investigation. *BMC Medicine*. 2015/09/08 2015;13(1):215. doi:10.1186/s12916-015-0461-x

14   Liang X, Fu Y, Cao W-t, et al. Gut microbiome, cognitive function and brain structure: a multi-omics integration analysis. *Translational Neurodegeneration*. 2022/11/14 2022;11(1):49. doi:10.1186/s40035-022-00323-z

15   Beibei Y, Jinbao W, Peijun J, Jinghong C. Effects of regulating intestinal microbiota on anxiety symptoms: A systematic review. *General Psychiatry*. 2019;32(2):e100056. doi:10.1136/gpsych-2019-100056

16   Gorka SM, Fitzgerald DA, Labuschagne I, et al. Oxytocin Modulation of Amygdala Functional Connectivity to Fearful Faces in Generalized Social Anxiety Disorder. *Neuropsychopharmacology*. 2015/01/01 2015;40(2):278-286. doi:10.1038/npp.2014.168

17   Varian BJ, Weber KT, Erdman SE. Oxytocin and the microbiome. *Comprehensive Psychoneuroendocrinology*. 2023/11/01 2023;16:100205. doi:10.1016/j.cpnec.2023.100205

18   Madison A, Kiecolt-Glaser JK. Stress, depression, diet, and the gut microbiota: human-bacteria interactions at the core of psychoneuroimmunology and nutrition. *Curr Opin Behav Sci*. Aug 2019;28:105-110. doi:10.1016/j.cobeha.2019.01.011

19   Johnson KVA, Foster KR. Why does the microbiome affect behaviour? *Nature Reviews Microbiology*. 2018/10/01 2018;16(10):647-655. doi:10.1038/s41579-018-0014-3

20   Jacka FN, O'Neil A, Opie R, et al. A randomised controlled trial of dietary improvement for adults with major depression (the 'SMILES' trial). *BMC Medicine*. 2017/01/30 2017;15(1):23. doi:10.1186/s12916-017-0791-y

21   Firth J, Solmi M, Wootton RE, et al. A meta-review of "lifestyle psychiatry": the role of exercise, smoking, diet and sleep in the prevention and treatment of mental disorders. *World Psychiatry*. 2020/10/01 2020;19(3):360-380. doi:10.1002/wps.20773

22   van de Rest O, Berendsen AA, Haveman-Nies A, de Groot LC. Dietary patterns, cognitive decline, and dementia: a systematic review. *Adv Nutr*. Mar 2015;6(2):154-168. doi:10.3945/an.114.007617

23   McEvoy CT, Guyer H, Langa KM, Yaffe K. Neuroprotective Diets Are Associated with Better Cognitive Function: The Health and Retirement Study. *J Am Geriatr Soc*. Aug 2017;65(8):1857-1862. doi:10.1111/jgs.14922

24   Saghafian F, Hajishafiee M, Rouhani P, Saneei P. Dietary fiber intake, depression, and anxiety: a systematic review and meta-analysis of epidemiologic studies. *Nutritional Neuroscience*. 2023/02/01 2023;26(2):108-126. doi:10.1080/1028415X.2021.2020403

25　Sun W, Li S, Chen C, Lu Z, Zhang D. Dietary fiber intake is positively related with cognitive function in US older adults. *Journal of Functional Foods*. 2022/03/01/ 2022;90:104986. doi:10.1016/j. jff.2022.104986

第 14 章　你的肠－脑密友

1　Blumenthal JA, Babyak MA, Doraiswamy PM, et al. Exercise and pharmacotherapy in the treatment of major depressive disorder. *Psychosom Med*. Sep-Oct 2007;69(7):587-96. doi:10.1097/ PSY.0b013e318148c19a

2　Badawy AAB. Tryptophan availability for kynurenine pathway metabolism across the life span: Control mechanisms and focus on aging, exercise, diet and nutritional supplements. *Neuropharmacology*. 2017/01/01/ 2017;112: 248-263. doi:10.1016/j.neuropharm.2015.11.015

3　Basso JC, Suzuki WA. The Effects of Acute Exercise on Mood, Cognition, Neurophysiology, and Neurochemical Pathways: A Review. *Brain Plast*. Mar 28 2017;2(2):127-152. doi:10.3233/bpl-160040

4　Dohnalová L, Lundgren P, Carty JRE, et al. A microbiome-dependent gut–brain pathway regulates motivation for exercise. *Nature*. 2022/12/01 2022;612(7941):739-747. doi:10.1038/s41586-022-05525-z

5　Ludyga S, Gerber M, Pühse U, Looser VN, Kamijo K. Systematic review and meta-analysis investigating moderators of long-term effects of exercise on cognition in healthy individuals. *Nature Human Behaviour*. 2020/06/01 2020;4(6):603-612. doi:10.1038/s41562-020-0851-8

6　Parvin E, Mohammadian F, Amani-Shalamzari S, Bayati M, Tazesh B. Dual-Task Training Affect Cognitive and Physical Performances and Brain Oscillation Ratio of Patients With Alzheimer's Disease: A Randomized Controlled Trial. *Front Aging Neurosci*. 2020;12:605317. doi:10.3389/ fnagi.2020.605317

7　Collins KA, Huffman KM, Wolever RQ, et al. Determinants of Dropout from and Variation in Adherence to an Exercise Intervention: The STRRIDE Randomized Trials. *Transl J Am Coll Sports Med*. Winter 2022;7(1). doi:10.1249/tjx.0000000000000190

8　Singh B, Olds T, Curtis R, et al. Effectiveness of physical activity interventions for improving depression, anxiety and distress: an overview of systematic reviews. *Br J Sports Med*. 2023;57(18):1203. doi:10.1136/bjsports-2022-106195

9　Campion M, Levita L. Enhancing positive affect and divergent thinking abilities: Play some music and dance. *The Journal of Positive Psychology*. 2014/03/04 2014;9(2):137-145. doi:10.1080/17439760.2013.848376

10　Greer SM, Goldstein AN, Walker MP. The impact of sleep deprivation on food desire in the human brain. *Nature Communications*. 2013/08/06 2013;4(1):2259. doi:10.1038/ncomms3259

11 Taheri S, Lin L, Austin D, Young T, Mignot E. Short sleep duration is associated with reduced leptin, elevated ghrelin, and increased body mass index. *PLoS Med.* Dec 2004;1(3):e62. doi:10.1371/journal.pmed.0010062

12 Han M, Yuan S, Zhang J. The interplay between sleep and gut microbiota. *Brain Research Bulletin.* 2022/03/01/ 2022;180:131-146. doi:10.1016/j.brainresbull.2021.12.016

13 Bermingham KM, Stensrud S, Asnicar F, et al. Exploring the relationship between social jetlag with gut microbial composition, diet and cardiometabolic health, in the ZOE PREDICT 1 cohort. *Eur J Nutr.* Dec 2023;62(8):3135-3147. doi:10.1007/s00394-023-03204-x

14 Carasso S, Fishman B, Lask LS, Shochat T, Geva-Zatorsky N, Tauber E. Metagenomic analysis reveals the signature of gut microbiota associated with human chronotypes. *Faseb j.* Nov 2021;35(11):e22011. doi:10.1096/fj.202100857RR

15 Stretton B, Eranki A, Kovoor J, et al. Too Sour to be True? Tart Cherries (Prunus cerasus) and Sleep: a Systematic Review and Meta-analysis. *Current Sleep Medicine Reports.* 2023/09/01 2023;9(3):225-233. doi:10.1007/s40675-023-00261-w

16 Howatson G, Bell PG, Tallent J, Middleton B, McHugh MP, Ellis J. Effect of tart cherry juice (Prunus cerasus) on melatonin levels and enhanced sleep quality. *Eur J Nutr.* 2012 Dec;51(8):909-16. doi:10.1007/s00394-011-0263-7

17 Valles-Colomer M, Blanco-Míguez A, Manghi P, et al. The person-to-person transmission landscape of the gut and oral microbiomes. *Nature.* 2023/02/01 2023;614(7946): 125-135. doi:10.1038/ s41586-022-05620-1

18 Schloss PD, Iverson KD, Petrosino JF, Schloss SJ. The dynamics of a family's gut microbiota reveal variations on a theme. *Microbiome.* 2014;2:25. doi:10.1186/2049-2618-2-25

19 Valles-Colomer M, Blanco-Míguez A, Manghi P, et al. The person-to-person transmission landscape of the gut and oral microbiomes. *Nature.* 2023/02/01 2023;614(7946): 125-135. doi:10.1038/ s41586-022-05620-1

20 Harvard Study of Adult Development. www.adultdevelopmentstudy.org

21 Hall JA, Holmstrom AJ, Pennington N, Perrault EK, Totzkay D. Quality Conversation Can Increase Daily Well-Being. *Communication Research.* 2023:00936502221139363. doi:10.1177/00936502221139363

22 Cohen S, Janicki-Deverts D, Turner RB, Doyle WJ. Does Hugging Provide Stress-Buffering Social Support? A Study of Susceptibility to Upper Respiratory Infection and Illness. *Psychological Science.* 2015/02/01 2014;26(2):135-147. doi:10.1177/0956797614559284

23 Diener E, Seligman MEP. Very Happy People. *Psychological Science.* 2002/01/01 2002;13(1):81-84. doi:10.1111/1467-9280.00415

24 Degges-White S, Kepic M. Friendships, Subjective Age, and Life Satisfaction of Women in Midlife. *Adultspan Journal.* 2020/04/01 2020;19(1): 39-53. doi:10.1002/adsp.12086

25 Sandstrom GM, Dunn EW. Social Interactions and Well-Being: The Surprising Power of Weak Ties. *Personality and Social Psychology Bulletin.* 2014/07/01 2014;40(7):910-922. doi:10.1177/0146167214529799

26 Meredith GR, Rakow DA, Eldermire ERB, Madsen CG, Shelley SP, Sachs NA. Minimum Time Dose in Nature to Positively Impact the Mental Health of College-Aged Students, and How to Measure It: A Scoping Review. *Front Psychol.* 2019;10:2942. doi:10.3389/fpsyg.2019.02942

27 Nurminen N, Lin J, Grönroos M, et al. Nature-derived microbiota exposure as a novel immunomodulatory approach. *Future Microbiol.* Jun 1 2018;13: 737-744. doi:10.2217/fmb-2017-0286

第 15 章　如何逗笑不开心的肠道？

1 Koloski NA, Jones M, Kalantar J, Weltman M, Zaguirre J, Talley NJ. The brain–gut pathway in functional gastrointestinal disorders is bidirectional: a 12-year prospective population-based study. *Gut.* Sep 2012;61(9):1284-90. doi:10.1136/gutjnl-2011-300474

2 Ma C, Li Y, Mei Z, et al. Association Between Bowel Movement Pattern and Cognitive Function: Prospective Cohort Study and a Metagenomic Analysis of the Gut Microbiome. *Neurology.* Nov 14 2023;101(20): e2014-e2025. doi:10.1212/wnl.0000000000207849

3 Chey SW, Chey WD, Jackson K, Eswaran S. Exploratory Comparative Effectiveness Trial of Green Kiwifruit, Psyllium, or Prunes in US Patients With Chronic Constipation. *Am J Gastroenterol.* Jun 1 2021;116(6):1304-1312. doi:10.14309/ajg.0000000000001149

4 Attaluri A, Donahoe R, Valestin J, Brown K, Rao SS. Randomised clinical trial: dried plums (prunes) vs. psyllium for constipation. *Aliment Pharmacol Ther.* Apr 2011;33(7):822-8. doi:10.1111/j.1365-2036.2011.04594.x

5 Bellini M, Tonarelli S, Barracca F, et al. Chronic Constipation: Is a Nutritional Approach Reasonable? *Nutrients.* Sep 26 2021;13(10). doi:10.3390/nu13103386

6 Dimidi E, Christodoulides S, Fragkos KC, Scott SM, Whelan K. The effect of probiotics on functional constipation in adults: a systematic review and meta-analysis of randomized controlled trials. *Am J Clin Nutr.* 2014;100(4): 1075-1084. doi:10.3945/ajcn.114.089151

7 Zhang C, Jiang J, Tian F, et al. Meta-analysis of randomized controlled trials of the effects of probiotics on functional constipation in adults. *Clinical Nutrition.* 2020/10/01 2020;39(10):2960-2969. doi:10.1016/j.clnu.2020.01.005

8 Dimidi E, Christodoulides S, Fragkos KC, Scott SM, Whelan K. The effect of probiotics on functional constipation in adults: a systematic review and meta-analysis of randomized controlled trials. *Am J Clin Nutr.* 2014;100(4): 1075-1084. doi:10.3945/ajcn.114.089151

9　Favretto DC, Pontin B, Moreira TR. Effect of the consumption of a cheese enriched with probiotic organisms (Bifidobacterium Lactis Bi-07) in improving symptoms of constipation. *Arquivos de Gastroenterologia.* 2013;50(3):196-201. doi:10.1590/S0004-28032013000200035. PMID: 24322191

10　Yang YX, He M, Hu G, et al. Effect of a fermented milk containing Bifidobacterium lactis DN-173010 on Chinese constipated women. *World J Gastroenterol.* Oct 28 2008;14(40):6237-43. doi:10.3748/wjg.14.6237

11　Ford AC, Talley NJ, Spiegel BMR, et al. Effect of fibre, antispasmodics, and peppermint oil in the treatment of irritable bowel syndrome: systematic review and meta-analysis. *BMJ.* 2008;337:a2313. doi:10. 1136/bmj.a2313

12　Salazar-Parra MAG, Cruz-Neri RU, Trujillo-Trujillo XAR, et al. Effectiveness of Saccharomyces Boulardii CNCM I-745 probiotic in acute inflammatory viral diarrhoea in adults: results from a single-centre randomized trial. *BMC Gastroenterology.* 2023/07/03 2023;23(1):229. doi:10.1186/ s12876-023-02863-8

第 16 章　一种全新的饮食方式

1　Linardon J, Tylka TL, Fuller-Tyszkiewicz M. Intuitive eating and its psychological correlates: A meta-analysis. *Int J Eat Disord.* Jul 2021;54(7): 1073-1098. doi:10.1002/eat.23509

2　Owens BA, Sabik NJ, Tovar A, et al. Higher morning cortisol is associated with lower intuitive eating in midlife women. *Psychoneuroendocrinology.* Jan 9 2024;162:106958. doi:10.1016/j.psyneuen.2024.106958

3　Hawley G, Horwath C, Gray A, et al. Sustainability of health and lifestyle improvements following a non-dieting randomised trial in overweight women. *Preventive Medicine.* 2008/12/01 2008;47(6):593-599. doi:10.1016/j. ypmed.2008.08.008

4　Adams, CE, & Leary, MR. Promoting self-compassionate attitudes toward eating among restrictive and guilty eaters. *Journal of Social and Clinical Psychology.* 2007;26(10),1120-1144. doi:10.1521/jscp.2007.26.10.1120

5　Massey A, Hill AJ. Dieting and food craving. A descriptive, quasi-prospective study. *Appetite.* 2012/06/01 2012;58(3):781-785. doi:10.1016/j. appet.2012.01.020

6　Polivy J, Coleman J, Herman CP. The effect of deprivation on food cravings and eating behavior in restrained and unrestrained eaters. *Int J Eat Disord.* Dec 2005;38(4):301-9. doi:10.1002/eat.20195

7　Ledochowski L, Ruedl G, Taylor AH, Kopp M. Acute effects of brisk walking on sugary snack cravings in overweight people, affect and responses to a manipulated stress situation and to a sugary snack cue: a crossover study. *PLoS One.* 2015;10(3):e0119278. doi:10.1371/journal.pone.0119278

第 17 章 糖：吃还是不吃？

1 Di Rienzi SC, Britton RA. Adaptation of the Gut Microbiota to Modern Dietary Sugars and Sweeteners. *Adv Nutr.* May 1 2020;11(3):616-629. doi:10.1093/advances/nmz118

2 Ruxton CHS, Myers M. Fruit Juices: Are They Helpful or Harmful? An Evidence Review. *Nutrients.* 2021;13(6):1815. doi:10.3390/nu13061815

3 Toews T, Lohner S, Küllenberg de Gaudry, Sommer H, Meerpohl JJ. Association between intake of non-sugar sweeteners and health outcomes: systematic review and meta-analyses of randomised and non-randomised controlled trials and observational studies. *BMJ.* 2019;364:k4718. doi:10.1136/bmj.k4718

4 Ahmad SY, Friel J, Mackay D. The Effects of Non-Nutritive Artificial Sweeteners, Aspartame and Sucralose, on the Gut Microbiome in Healthy Adults: Secondary Outcomes of a Randomized Double-Blinded Crossover Clinical Trial. *Nutrients.* Nov 6 2020;12(11). doi:10.3390/nu12113408

第 18 章 与身体合拍

1 Bushman BJ, DeWall CN, Pond RS, Hanus MD. Low glucose relates to greater aggression in married couples. *Proceedings of the National Academy of Sciences.* 2014/04/29 2014;111(17):6254-6257. doi:10.1073/pnas.1400619111

2 Page KA, Seo D, Belfort-DeAguiar R, et al. Circulating glucose levels modulate neural control of desire for high-calorie foods in humans. *J Clin Invest.* Oct 2011;121(10):4161-9. doi:10.1172/jci57873

3 Bray GA, Flatt JP, Volaufova J, Delany JP, Champagne CM. Corrective responses in human food intake identified from an analysis of 7-d food-intake records. *Am J Clin Nutr.* Dec 2008;88(6):1504-10. doi:10.3945/ajcn.2008.26289

第 19 章 能量满满，笑容满满

1 Mishra S, Singh AK, Rajotiya S, et al. Exploring the risk of glycemic variability in non-diabetic depressive individuals: a cross-sectional GlyDep pilot study. Original Research. *Frontiers in Psychiatry.* 2023-September-15 2023;14 doi:10.3389/fpsyt.2023.1196866

2 Dhillon J, Craig BA, Leidy HJ, et al. The Effects of Increased Protein Intake on Fullness: A Meta-Analysis and Its Limitations. *J Acad Nutr Diet.* Jun 2016;116(6):968-83. doi:10.1016/j.jand.2016.01.003

3 Dekker IM, van Rijssen NM, Verreijen A, et al. Calculation of protein requirements; a comparison of calculations based on bodyweight and fat free mass. *Clin Nutr ESPEN.* Apr 2022;48:378-385. doi:10.1016/j.clnesp.2022.01.014

4 Goltz SR, Campbell WW, Chitchumroonchokchai C, Failla ML, Ferruzzi MG. Meal triacylglycerol profile modulates postprandial absorption of

carotenoids in humans. *Molecular Nutrition & Food Research*. 2012/06/01 2012;56(6):866-877. doi:10.1002/mnfr.201100687

第 21 章　小改变，大不同

1　Santini ZI, Nelausen MK, Kusier AO, et al. Impact evaluation of the 'ABCs of Mental Health' in Denmark and the role of mental health-promoting beliefs and actions. *Mental Health and Social Inclusion*. 2022;26(3):271-291. doi:10.1108/MHSI-03-2022-0014

秘诀 1　装够半盘菜

1　Aune D, Giovannucci E, Boffetta P, Fadnes LT, Keum N, Norat T, Greenwood DC, Riboli E, Vatten LJ, Tonstad S. Fruit and vegetable intake and the risk of cardiovascular disease, total cancer and all-cause mortality – a systematic review and dose-response meta-analysis of prospective studies, *International Journal of Epidemiology*. 46. Jun 3 2017; 46: 1029–1056. doi:10.1093/ije/dyw319

2　Wicaksono WA, Cernava T, Wassermann B, et al. The edible plant microbiome: evidence for the occurrence of fruit and vegetable bacteria in the human gut. *Gut Microbes*. Dec 2023;15(2):2258565. doi:10.1080/19490976.2023.2258565

3　Wassermann B, Müller H, Berg G. An Apple a Day: Which Bacteria Do We Eat With Organic and Conventional Apples? Original Research. *Frontiers in Microbiology*. 2019;10. doi:10.3389/fmicb.2019.01629

4　De Leon A, Jahns L, Roemmich JN, Duke SE, Casperson SL. Consumption of Dietary Guidelines for Americans Types and Amounts of Vegetables Increases Mean Subjective Happiness Scale Scores: A Randomized Controlled Trial. *Journal of the Academy of Nutrition and Dietetics*. 2022/07/01/ 2022;122(7): 1355-1362. doi:10.1016/j.jand.2021.11.009

5　White BA, Horwath CC, Conner TS. Many apples a day keep the blues away – Daily experiences of negative and positive affect and food consumption in young adults. *British Journal of Health Psychology*. 2013;18(4):782-798. doi:10.1111/bjhp.12021

6　Morris MC, Evans DA, Tangney CC, Bienias JL, Wilson RS. Associations of vegetable and fruit consumption with age-related cognitive change. *Neurology*. 2006;67(8):1370-1376. doi:10.1212/01.wnl.0000240224.38978.d8

7　Xu M, Ke P, Wang C, et al. Association of food groups with the risk of cognitive impairment in Chinese older adults. *Journal of Affective Disorders*. 2022/07/15/ 2022;309:266-273. doi:10.1016/j.jad.2022.04.113

8　Crinnion WJ. Organic foods contain higher levels of certain nutrients, lower levels of pesticides, and may provide health benefits for the consumer. *Altern Med Rev*. Apr 2010;15(1):4-12.

9   Matsuzaki R, Gunnigle E, Geissen V, Clarke G, Nagpal J, Cryan JF. Pesticide exposure and the microbiota-gut-brain axis. *The ISME Journal*. 2023/08/01 2023;17(8):1153-1166. doi:10.1038/s41396-023-01450-9

10   Roe LS, Meengs JS, Rolls BJ. Salad and satiety: The effect of timing of salad consumption on meal energy intake. *Appetite*. Feb 2012;58(1):242-8. doi:10.1016/j.appet.2011.10.003

11   Holt SH, Miller JC, Petocz P, Farmakalidis E. A satiety index of common foods. *Eur J Clin Nutr*. Sep 1995;49(9):675-90.

12   Muir JG, O'Dea K. Measurement of resistant starch: factors affecting the amount of starch escaping digestion in vitro. *Am J Clin Nutr*. Jul 1992;56(1): 123-7. doi:10.1093/ajcn/56.1.123

秘诀 2 多彩食物法

1   Lee S-H, Yoon S-H, Jung Y, et al. Emotional well-being and gut microbiome profiles by enterotype. *Scientific Reports*. 2020/11/26 2020;10(1):20736. doi:10.1038/ s41598-020-77673-z

2   Ghosh S, Whitley CS, Haribabu B, Jala VR. Regulation of Intestinal Barrier Function by Microbial Metabolites. *Cell Mol Gastroenterol Hepatol*. 2021;11(5):1463-1482. doi:10.1016/j.jcmgh.2021.02.007

3   Spragge F, Bakkeren E, Jahn MT, et al. Microbiome diversity protects against pathogens by nutrient blocking. *Science*. 2023;382(6676):eadj3502. doi:10.1126/science.adj3502

4   So D, Whelan K, Rossi M, et al. Dietary fiber intervention on gut microbiota composition in healthy adults: a systematic review and meta-analysis. *Am J Clin Nutr*. Jun 1 2018;107(6):965-983. doi:10.1093/ajcn/nqy041

5   Evelyn M, Frauke B, Ronja T, et al. Prebiotic diet changes neural correlates of food decision-making in overweight adults: a randomised controlled within-subject cross-over trial. *Gut*. 2023:gutjnl-2023-330365. doi:10.1136/ gutjnl-2023-330365

6   Hiel S, Bindels LB, Pachikian BD, et al. Effects of a diet based on inulin-rich vegetables on gut health and nutritional behavior in healthy humans. *Am J Clin Nutr*. Jun 1 2019;109(6):1683-1695. doi:10.1093/ajcn/nqz001

7   Leyrolle Q, Cserjesi R, Mulders DGH, Zamariola G, Hiel S, Gianfrancesco MA, et al. Prebiotic effect on mood in obese patients is determined by the initial gut microbiota composition: A randomized, controlled trial. *Brain Behav Immun*. 2021;94:289-98. doi: 10.1016/j.bbi.2021.01.014

8   Schmidt K, Cowen PJ, Harmer CJ, Tzortzis G, Errington S, Burnet PWJ. Prebiotic intake reduces the waking cortisol response and alters emotional bias in healthy volunteers. *Psychopharmacology*. 2015/05/01 2015;232(10): 1793-1801. doi:10.1007/s00213-014-3810-0

9   Berding K, Bastiaanssen TFS, Moloney GM, et al. Feed your microbes to deal with stress: a psychobiotic diet impacts microbial stability and perceived stress in a healthy adult population. *Molecular Psychiatry*. 2023/02/01 2023;28(2):601-610. doi:10.1038/s41380-022-01817-y

10   Johnstone N, Milesi C, Burn O, et al. Anxiolytic effects of a galacto-oligosaccharides prebiotic in healthy females (18–25 years) with corresponding changes in gut bacterial composition. *Scientific Reports.* Apr 15 2021;11(1):8302. doi:10.1038/ s41598-021-87865-w

11   Ni Lochlainn M, Bowyer RCE, Moll JM, et al. Effect of gut microbiome modulation on muscle function and cognition: the PROMOTe randomised controlled trial. *Nature Communications.* 2024/02/29 2024;15(1):1859. doi:10.1038/s41467-024-46116-y

12   Bellumori M, Cecchi L, Innocenti M, Clodoveo ML, Corbo F, Mulinacci N. The EFSA Health Claim on Olive Oil Polyphenols: Acid Hydrolysis Validation and Total Hydroxytyrosol and Tyrosol Determination in Italian Virgin Olive Oils. *Molecules.* Jun 10 2019;24(11). doi:10.3390/molecules24112179

13   Chang SC, Cassidy A, Willett WC, Rimm EB, O'Reilly EJ, Okereke OI. Dietary flavonoid intake and risk of incident depression in midlife and older women. *Am J Clin Nutr.* Sep 2016;104(3):704-14. doi:10.3945/ajcn.115.124545

14   Davinelli S, Ali S, Solfrizzi V, Scapagnini G, Corbi G. Carotenoids and Cognitive Outcomes: A Meta-Analysis of Randomized Intervention Trials. *Antioxidants.* 2021;10(2):223. doi:10.3390/antiox10020223

15   Ziauddeen N, Rosi A, Del Rio D, et al. Dietary intake of (poly)phenols in children and adults: cross-sectional analysis of UK National Diet and Nutrition Survey Rolling Programme (2008–2014). *Eur J Nutr.* 2019/12/01 2019;58(8):3183-3198. doi:10.1007/s00394-018-1862-3

16   Khine, WWT, Haldar, S, De Loi, S et al. A single serving of mixed spices alters gut microflora composition: a dose–response randomised trial. *Scientific Reports.* 2021;11:11264. doi:10.1038/s41598-021-90453-7

17   McDonald D, Hyde E, Debelius JW, et al. American Gut: an Open Platform for Citizen Science Microbiome Research. *mSystems.* May-Jun 2018;3(3) doi:10.1128/mSystems.00031-18

秘诀 3　BGBGs 食物法

1   Silva YP, Bernardi A, Frozza RL. The Role of Short-Chain Fatty Acids From Gut Microbiota in Gut-Brain Communication. *Front Endocrinol (Lausanne).* 2020;11:25. doi:10.3389/fendo.2020.00025

2   Darmadi-Blackberry I, Wahlqvist ML, Kouris-Blazos A, et al. Legumes: the most important dietary predictor of survival in older people of different ethnicities. *Asia Pac J Clin Nutr.* 2004;13(2):217-20.

3   Yeh T-S, Yuan C, Ascherio A, Rosner BA, Blacker D, Willett WC. Long-term dietary protein intake and subjective cognitive decline in US men and women. *Am J Clin Nutr.* 2022;115(1):199-210. doi:10.1093/ajcn/nqab236

4   Zhang X, Irajizad E, Hoffman KL, et al. Modulating a prebiotic food source influences inflammation and immune-regulating gut microbes and metabolites: insights from the BE GONE trial. *eBioMedicine.* 2023;98. doi:10.1016/j.ebiom.2023.104873

5 Di Noia J. Defining powerhouse fruits and vegetables: a nutrient density approach. *Prev Chronic Dis.* Jun 5 2014;11:E95. doi:10.5888/pcd11.130390

6 Hanson BT, Dimitri Kits K, Löffler J, et al. Sulfoquinovose is a select nutrient of prominent bacteria and a source of hydrogen sulfide in the human gut. *The ISME Journal.* 2021/09/01 2021;15(9):2779-2791. doi:10.1038/s41396-021-00968-0

7 Baharzadeh E, Siassi F, Qorbani M, Koohdani F, Pak N, Sotoudeh G. Fruits and vegetables intake and its subgroups are related to depression: a cross-sectional study from a developing country. *Ann Gen Psychiatry.* 2018;17:46. doi:10.1186/s12991-018-0216-0

8 Morris MC, Wang Y, Barnes LL, Bennett DA, Dawson-Hughes B, Booth SL. Nutrients and bioactives in green leafy vegetables and cognitive decline: Prospective study. *Neurology.* Jan 16 2018;90(3):e214-e222. doi:10.1212/wnl.0000000000004815

9 Marino M, Venturi S, Gargari G, et al. Berries-Gut Microbiota Interaction and Impact on Human Health: A Systematic Review of Randomized Controlled Trials. *Food Reviews International.*1-23. doi:10.1080/87559129.2023.2276765

10 Miller MG, Rutledge GA, Scott TM, Shukitt-Hale B, Thangthaeng N. Dietary strawberry improves cognition in a randomised, double-blind, placebo-controlled trial in older adults. *Br J Nutr.* 2021;126(2):253-263. doi:10.1017/S0007114521000222

11 Khalid S, Barfoot KL, May G, Lamport DJ, Reynolds SA, Williams CM. Effects of Acute Blueberry Flavonoids on Mood in Children and Young Adults. *Nutrients.* Feb 20 2017;9(2). doi:10.3390/nu9020158

12 Bourassa MW, Alim I, Bultman SJ, Ratan RR. Butyrate, neuroepigenetics and the gut microbiome: Can a high fiber diet improve brain health? *Neurosc Lett.* 2016;625: 56-63. doi:10.1016/j.neulet.2016.02.009

13 Ross AB, Shertukde SP, Livingston Staffier K, Chung M, Jacques PF, McKeown NM. The Relationship between Whole-Grain Intake and Measures of Cognitive Decline, Mood, and Anxiety-A Systematic Review. *Adv Nutr.* Jul 2023;14(4):652-670. doi:10.1016/j.advnut.2023.04.003

14 Liu X, Beck T, Dhana K, et al. Association of Whole Grain Consumption and Cognitive Decline. *Neurology.* 2023;101(22):e2277-e2287. doi:10.1212/WNL.0000000000207938

15 Burton P, Lightowler HJ. The impact of freezing and toasting on the glycaemic response of white bread. *Eur J Clin Nutr.* 2008/05/01 2008;62(5): 594-599. doi:10.1038/sj.ejcn.1602746

16 Cordova R, Viallon V, Fontvieille E, et al. Consumption of ultra-processed foods and risks of multimorbidity of cancer and cardiometabolic diseases: a multinational cohort study. *The Lancet Regional Health – Europe.* 2023;35. doi:10.1016/j.lanepe.2023.100771

17 Tindall AM, McLimans CJ, Petersen KS, Kris-Etherton PM, Lamendella R. Walnuts and Vegetable Oils Containing Oleic Acid Differentially Affect the Gut Microbiota and Associations with Cardiovascular Risk Factors: Follow-up

of a Randomized, Controlled, Feeding Trial in Adults at Risk for Cardiovascular Disease. *J Nutr*. Apr 1 2020;150(4):806-817. doi:10.1093/jn/nxz289

18 Haskell-Ramsay CF, Dodd FL, Smith D, et al. Mixed Tree Nuts, Cognition, and Gut Microbiota: A 4-Week, Placebo-Controlled, Randomized Crossover Trial in Healthy Nonelderly Adults. *J Nutr*. Jan 14 2023;152(12): 2778-2788. doi:10.1093/jn/nxac228

秘诀 4　每天吃点儿发酵食物

1 Bryant KL, Hansen C, Hecht EE. Fermentation technology as a driver of human brain expansion. *Communications Biology*. 2023/11/23 2023;6(1):1190. doi:10.1038/s42003-023-05517-3

2 Xia T, Kang C, Qiang X, et al. Beneficial effect of vinegar consumption associated with regulating gut microbiome and metabolome. *Current Research in Food Science*. 2024/01/01/ 2024;8:100566. doi:10.1016/j. crfs.2023.100566

3 Wastyk HC, Fragiadakis GK, Perelman D, et al. Gut-microbiota-targeted diets modulate human immune status. *Cell*. Aug 5 2021;184(16):4137-4153. e14. doi:10.1016/j.cell.2021.06.019

4 Milani C, Duranti S, Napoli S, et al. Colonization of the human gut by bovine bacteria present in Parmesan cheese. *Nature Communications*. 2019/03/20 2019;10(1):1286. doi:10.1038/s41467-019-09303-w

5 Wastyk HC, Fragiadakis GK, Perelman D, et al. Gut-microbiota-targeted diets modulate human immune status. *Cell*. Aug 5 2021;184(16): 4137-4153. e14. doi:10.1016/j.cell.2021.06.019

6 Hilimire MR, DeVylder JE, Forestell CA. Fermented foods, neuroticism, and social anxiety: An interaction model. *Psychiatry Research*.2015;228(2): 203-208. doi:10.1016/j.psychres.2015.04.023

7 Tillisch K, Labus J, Kilpatrick L, et al. Consumption of fermented milk product with probiotic modulates brain activity. *Gastroenterology*. 2013;144(7): 1394-401,1401. doi:10.1053/j.gastro.2013.02.043

8 Porras-García E, Fernández-Espada Calderón I, Gavala-González J, Fernández-García JC. Potential neuroprotective effects of fermented foods and beverages in old age: a systematic review. Systematic Review. *Frontiers in Nutrition*. 2023;10. doi:10.3389/fnut.2023.1170841

9 Van de Wouw M, Walsh AM, Crispie F, et al. Distinct actions of the fermented beverage kefir on host behaviour, immunity and microbiome gut-brain modules in the mouse. *Microbiome*. 2020/05/18 2020;8(1):67. doi:10.1186/s40168-020-00846-5

10 Cannavale CN, Mysonhimer AR, Bailey MA, Cohen NJ, Holscher HD, Khan NA. Consumption of a fermented dairy beverage improves hippocampal-dependent relational memory in a randomized, controlled cross-over trial. *Nutritional Neuroscience*. 2023/03/04 2023;26(3):265-274. doi:10.1080/1028 415X.2022.2046963

11　Rezac S, Kok CR, Heermann M, Hutkins R. Fermented Foods as a Dietary Source of Live Organisms. *Front Microbiol.* 2018;9:1785. doi:10.3389/fmicb.2018.01785

12　Brassard D, Tessier-Grenier M, Allaire J, et al. Comparison of the impact of SFAs from cheese and butter on cardiometabolic risk factors: a randomized controlled trial. *Am J Clin Nutr.* Apr 2017;105(4):800-809. doi:10.3945/ajcn.116.150300

13　Cho YA, Kim J. Effect of Probiotics on Blood Lipid Concentrations: A Meta-Analysis of Randomized Controlled Trials. *Medicine (Baltimore).* Oct 2015;94(43):e1714. doi:10.1097/md.0000000000001714

14　Chen G-C, Wang Y, Tong X, et al. Cheese consumption and risk of cardiovascular disease: a meta-analysis of prospective studies. *Eur J Nutr.* 2017/12/01 2017; 56(8):2565-2575. doi:10.1007/s00394-016-1292-z

15　Jy K, Ey C. Changes in Korean Adult Females' Intestinal Microbiota Resulting from Kimchi Intake. *Journal of Nutrition & Food Sciences.* 01/01 2016;06. doi:10.4172/2155-9600.1000486

秘诀 5　将晚餐提前

1　Montagner A, Korecka A, Polizzi A, et al. Hepatic circadian clock oscillators and nuclear receptors integrate microbiome-derived signals. *Scientific Reports.* Feb 16 2016;6:20127. doi:10.1038/srep20127

2　Voigt RM, Forsyth CB, Green SJ, Engen PA, Keshavarzian A. Circadian Rhythm and the Gut Microbiome. *Int Rev Neurobiol.* 2016;131:193-205. doi:10.1016/bs.irn.2016.07.002

3　Gu C, Brereton N, Schweitzer A, et al. Metabolic Effects of Late Dinner in Healthy Volunteers—A Randomized Crossover Clinical Trial. *The Journal of Clinical Endocrinology & Metabolism.* 2020;105(8):2789-2802. doi:10.1210/clinem/dgaa354

4　Currenti W, Godos J, Castellano S, et al. Association between Time Restricted Feeding and Cognitive Status in Older Italian Adults. *Nutrients.* Jan 9 2021;13(1). doi:10.3390/nu13010191

5　Bermingham KM, Pushilal A, Polidori L, Wolf J, Bulsiewicz W, Spector TD, Berry SE. Ten Hour Time-Restricted Eating (TRE) Is Associated with Improvements in Energy, Mood, Hunger and Weight in Free-Living Settings: The ZOE BIG IF Study. *Proceedings.* 2023; 91(1):120. doi:10.3390/proceedings2023091120

6　Zhang Y, Li Y, Barber AF, et al. The microbiome stabilizes circadian rhythms in the gut. *Proceedings of the National Academy of Sciences.* 2023/01/31 2023;120(5):e2217532120. doi:10.1073/pnas.2217532120

秘诀 6　每周吃两次油性鱼类

1　Vijay A, Astbury S, Le Roy C, Spector TD, Valdes AM. The prebiotic effects of omega-3 fatty acid supplementation: A six-week randomised intervention trial. *Gut Microbes.* Jan-Dec 2021;13(1):1-11. doi:10.1080/19490976.2020.1863133

2   Menni C, Zierer J, Pallister T, et al. Omega-3 fatty acids correlate with gut microbiome diversity and production of N-carbamylglutamate in middle aged and elderly women. *Scientific Reports*. Sep 11 2017;7(1):11079. doi:10.1038/s41598-017-10382-2

3   Mateos R, Pérez-Correa JR, Domínguez H. Bioactive Properties of Marine Phenolics. *Marine Drugs*. 2020;18(10). doi:10.3390/md18100501

4   Liao Y, Xie B, Zhang H, et al. Efficacy of omega-3 PUFAs in depression: A meta-analysis. *Translational Psychiatry*. 2019/08/05 2019;9(1):190. doi:10.1038/s41398-019-0515-5

5   Jacka FN, O'Neil A, Opie R, et al. A randomised controlled trial of dietary improvement for adults with major depression (the 'SMILES' trial). *BMC Medicine*. 2017/01/30 2017;15(1):23. doi:10.1186/ s12916-017-0791-y

6   Raji CA, Erickson KI, Lopez OL, et al. Regular Fish Consumption and Age-Related Brain Gray Matter Loss. *American Journal of Preventive Medicine*. 2014/10/01 2014;47(4):444-451. doi:10.1016/j.amepre.2014.05.037

7   Samieri C, Morris MC, Bennett DA, et al. Fish Intake, Genetic Predisposition to Alzheimer Disease, and Decline in Global Cognition and Memory in 5 Cohorts of Older Persons. *Am J Epidemiol*. May 1 2018;187(5): 933-940. doi:10.1093/aje/kwx330

8   Keenan TD, Agrón E, Mares JA, et al. Adherence to a Mediterranean diet and cognitive function in the Age-Related Eye Disease Studies 1 & 2. *Alzheimer's & Dementia*. 2020;16(6):831-842. doi:10.1002/ alz.12077

秘诀 7　黑巧克力可让人心情舒畅

1   Bruinsma K, Taren DL. Chocolate: food or drug? *J Am Diet Assoc*. Oct 1999;99(10):1249-56. doi:10.1016/s0002-8223(99)00307-7

2   Shin J-H, Kim C-S, Cha L, et al. Consumption of 85% cocoa dark chocolate improves mood in association with gut microbial changes in healthy adults: a randomized controlled trial. *The Journal of Nutritional Biochemistry*. 2022/01/01 2022;99:108854. doi:10.1016/j.jnutbio.2021.108854

秘诀 8　早餐摄入一些蛋白质和纤维

1   Leeming ER, Mompeo O, Turk P, et al. Characterisation, procedures and heritability of acute dietary intake in the Twins UK cohort: an observational study. *Nurt J*. 2022/02/27 2022;21(1):13. doi:10.1186/ s12937-022-00763-3

2   Chang Z-S, Boolani A, Conroy DA, Dunietz T, Jansen EC. Skipping breakfast and mood: The role of sleep. *Nutrition and Health*. 2021/12/01 2021;27(4): 373-379. doi:10.1177/0260106020984861

3　Deshmukh-Taskar PR, Nicklas TA, O'Neil CE, Keast DR, Radcliffe JD, Cho S. The relationship of breakfast skipping and type of breakfast consumption with nutrient intake and weight status in children and adolescents: the National Health and Nutrition Examination Survey 1999-2006. *J Am Diet Assoc*. Jun 2010;110(6):869-78. doi:10.1016/j.jada.2010.03.023

4　Gibney MJ, Barr SI, Bellisle F, et al. Breakfast in Human Nutrition: The International Breakfast Research Initiative. *Nutrients*. May 1 2018;10(5). doi:10.3390/nu10050559

5　Lesani A, Mohammadpoorasl A, Javadi M, Esfeh JM, Fakhari A. Eating breakfast, fruit and vegetable intake and their relation with happiness in college students. *Eating and Weight Disorders - Studies on Anorexia, Bulimia and Obesity*. 2016/12/01 2016;21(4):645-651. doi:10.1007/s40519-016-0261-0

6　Piqueras JA, Kuhne W, Vera-Villarroel P, van Straten A, Cuijpers P. Happiness and health behaviours in Chilean college students: a cross-sectional survey. *BMC Public Health*. Jun 7 2011;11:443. doi:10.1186/1471-2458-11-443

7　Zahedi H, Djalalinia S, Sadeghi O, et al. Breakfast consumption and mental health: a systematic review and meta-analysis of observational studies. *Nutritional Neuroscience*. 2022/06/03 2022;25(6):1250-1264. doi:10.1080/1028415X.2020.1853411

8　Hoertel HA, Will MJ, Leidy HJ. A randomized crossover, pilot study examining the effects of a normal protein vs. high protein breakfast on food cravings and reward signals in overweight/obese 'breakfast skipping', late-adolescent girls. *Nurt J*. 2014;13:80. doi.org/10.1186/1475-2891-13-80

9　Leidy HJ, Lepping RJ, Savage CR, Harris CT. Neural responses to visual food stimuli after a normal vs. higher-protein breakfast in breakfast-skipping teens: A pilot fMRI study. *Obesity*, 2011;19: 2019-25. doi:10.1038/oby.2011.108

秘诀 9　给你的大脑和肠道减压

1　Wang Z, Liu S, Xu X, et al. Gut Microbiota Associated With Effectiveness And Responsiveness to Mindfulness-Based Cognitive Therapy in Improving Trait Anxiety. *Front Cell Infect Microbiol*. 2022;12:719829. doi:10.3389/fcimb.2022.719829

2　Khine WWT, Voong ML, Ng TKS, et al. Mental awareness improved mild cognitive impairment and modulated gut microbiome. *Aging (Albany NY)*. Dec 9 2020;12(23):24371-24393. doi:10.18632/aging.202277

3　Mai FM. Beaumont's contribution to gastric psychophysiology: a reappraisal. *Can J Psychiatry*. Oct 1988;33(7):650-3. doi:10.1177/070674378803300715

4　Ying S, Peijun J, Ting X, Usman A, Donghong C, Jinghong C. Alteration of faecal microbiota balance related to long-term deep meditation. *General Psychiatry*. 2023;36(1):e100893. doi:10.1136/gpsych-2022-100893

5 Balban MY, Neri E, Kogon MM, et al. Brief structured respiration practices enhance mood and reduce physiological arousal. *Cell Rep Med.* Jan 17 2023;4(1):100895. doi:10.1016/j.xcrm.2022.100895

6 Magnon V, Dutheil F, Vallet GT. Benefits from one session of deep and slow breathing on vagal tone and anxiety in young and older adults. *Scientific Reports.* 2021/09/29 2021;11(1):19267. doi:10.1038/s41598-021-98736-9

7 Balban MY, Neri E, Kogon MM, et al. Brief structured respiration practices enhance mood and reduce physiological arousal. *Cell Rep Med.* Jan 17 2023;4(1):100895. doi:10.1016/j.xcrm.2022.100895

8 Christina Z, Heidi J, Guangyu Z, et al. Nasal Respiration Entrains Human Limbic Oscillations and Modulates Cognitive Function. *The Journal of Neuroscience.* 2016;36(49):12448. doi:10.1523/jneurosci. 2586-16.2016

9 Bernardi L, Gabutti A, Porta C, Spicuzza L. Slow breathing reduces chemoreflex response to hypoxia and hypercapnia, and increases baroreflex sensitivity. *J Hypertens.* Dec 2001;19(12):2221-9. doi:10.1097/ 00004872-200112000-00016

10 Saoji AA, Raghavendra BR, Manjunath NK. Effects of yogic breath regulation: A narrative review of scientific evidence. *Journal of Ayurveda and Integrative Medicine.* 2019/01/01/ 2019;10(1):50-58. doi:10.1016/j. jaim.2017.07.008

11 Smith RP, Easson C, Lyle SM, et al. Gut microbiome diversity is associated with sleep physiology in humans. *PLoS One.* 2019;14(10):e0222394. doi:10.1371/journal.pone.0222394

秘诀 10　多喝水！

1 Popkin BM, D'Anci KE, Rosenberg IH. Water, hydration, and health. *Nutrition Reviews.* 2010;68(8):439-458. doi:10.1111/j.1753-4887.2010.00304.x

2 Stookey JD. Analysis of 2009–2012 Nutrition Health and Examination Survey (NHANES) Data to Estimate the Median Water Intake Associated with Meeting Hydration Criteria for Individuals Aged 12–80 in the US Population. *Nutrients.* Mar 18 2019;11(3). doi:10.3390/nu11030657

3 Ganio MS, Armstrong LE, Casa DJ, et al. Mild dehydration impairs cognitive performance and mood of men. *Br J Nutr.* 2011;106(10):1535-1543. doi:10.1017/S0007114511002005

4 Kempton MJ, Ettinger U, Foster R, et al. Dehydration affects brain structure and function in healthy adolescents. *Human Brain Mapping.* 2011;32(1): 71-79. doi:10.1002/hbm.20999

5 Edmonds C, Crombie R, Gardner M. Subjective thirst moderates changes in speed of responding associated with water consumption. Original Research. *Frontiers in Human Neuroscience.* 2013-July-16 2013;7. doi:10.3389/fnhum.2013.00363

6 Popova NK, Ivanova LN, Amstislavskaya TG, et al. Brain Serotonin Metabolism during Water Deprivation and Hydration in Rats. *Neuroscience*

and Behavioral Physiology. 2001/05/01 2001;31(3):327-332. doi:10.1023/A:1010346904526

7   Pross N, Demazières A, Girard N, et al. Influence of progressive fluid restriction on mood and physiological markers of dehydration in women. *Br J Nutr.* Jan 28 2013;109(2):313-21. doi:10.1017/s0007114512001080

8   Zhang J, Zhang N, He H, Du S, Ma G. Different Amounts of Water Supplementation Improved Cognitive Performance and Mood among Young Adults after 12 h Water Restriction in Baoding, China: A Randomized Controlled Trial (RCT). *Int J Environ Res Public Health.* Oct 24 2020;17(21). doi:10.3390/ijerph17217792

9   Daniel H. Diet and the gut microbiome: from hype to hypothesis. *Br J Nutr.* Sep 28 2020;124(6):521-530. doi:10.1017/s0007114520001142

10 Vanhaecke T, Bretin O, Poirel M, Tap J. Drinking Water Source and Intake Are Associated with Distinct Gut Microbiota Signatures in US and UK Populations. *J Nutr.* Jan 11 2022;152(1):171-182. doi:10.1093/jn/nxab312

11 Willis NB, Muñoz CX, Mysonhimer AR, et al. Hydration Biomarkers Are Related to the Differential Abundance of Fecal Microbiota and Plasma Lipopolysaccharide-Binding Protein in Adults. *Annals of Nutrition and Metabolism.* 2022;77(Suppl. 4):37-45. doi:10.1159/000520478

12 Asnicar F, Berry SE, Valdes AM, et al. Microbiome connections with host metabolism and habitual diet from 1,098 deeply phenotyped individuals. *Nature Medicine.* 2021/02/01 2021;27(2): 321-332. doi:10.1038/s41591-020-01183-8

13 Díaz-Rubio ME, Saura-Calixto F. Dietary Fiber in Brewed Coffee. *Journal of Agricultural and Food Chemistry.* 2007/03/01 2007;55(5):1999-2003. doi:10.1021/jf062839p

14 Pham K, Mulugeta A, Zhou A, O'Brien JT, Llewellyn DJ, Hyppönen E. High coffee consumption, brain volume and risk of dementia and stroke. *Nutritional Neuroscience.* 2022/10/03 2022;25(10):2111-2122. doi:10.1080/1028415X.2021.1945858

15 Jeon J-S, Kim H-T, Jeong I-H, et al. Contents of chlorogenic acids and caffeine in various coffee-related products. *Journal of Advanced Research.* 2019/05/01/ 2019;17:85-94. doi:10.1016/j.jare.2019.01.002

16 Saitou K, Ochiai R, Kozuma K, et al. Effect of Chlorogenic Acids on Cognitive Function: A Randomized, Double-Blind, Placebo-Controlled Trial. *Nutrients.* 2018;10(10):1337

17 Umeda M, Tominaga T, Kozuma K, et al. Preventive effects of tea and tea catechins against influenza and acute upper respiratory tract infections: a systematic review and meta-analysis. *Eur J Nutr.* 2021/12/01 2021;60(8):4189-4202. doi:10.1007/s00394-021-02681-2

18 Kochman J, Jakubczyk K, Antoniewicz J, Mruk H, Janda K. Health Benefits and Chemical Composition of Matcha Green Tea: A Review. *Molecules.* Dec 27 2020;26(1). doi:10.3390/molecules26010085

19 Weiss DJ, Anderton CR. Determination of catechins in matcha green tea by micellar electrokinetic chromatography. *Journal of Chromatography A*. 2003/09/05/ 2003;1011(1):173-180. doi:10.1016/S0021-9673(03)01133-6

20 Sokary S, Al-Asmakh M, Zakaria Z, Bawadi H. The therapeutic potential of matcha tea: A critical review on human and animal studies. *Current Research in Food Science*. 2023/01/01/ 2023;6:100396. doi:10.1016/j.crfs.2022.11.015

21 Wang J, Dong L, Hu J-q, et al. Differential regulation and preventive mechanisms of green tea powder with different quality attributes on high-fat diet-induced obesity in mice. Original Research. *Frontiers in Nutrition*. 2022-September-29 2022;9doi:10.3389/fnut.2022.992815

22 Drink Less. NHS. www.nhs.uk/ better-health/drink-less#:~:text=Alcohol%20 guidelines,risk%20of%20harming%20your%20health

23 Daviet R, Aydogan G, Jagannathan K, et al. Associations between alcohol consumption and gray and white matter volumes in the UK Biobank. *Nature Communications*. 2022/03/04 2022;13(1):1175. doi:10.1038/ s41467-022-28735-5

24 Le Roy CI, Wells PM, Si J, Raes J, Bell JT, Spector TD. Red Wine Consumption Associated With Increased Gut Microbiota α-Diversity in 3 Independent Cohorts. *Gastroenterology*. Jan 2020;158(1):270-272.e2. doi:10.1053/j.gastro.2019.08.024

25 Queipo-Ortuño MI, Boto-Ordóñez M, Murri M, et al. Influence of red wine polyphenols and ethanol on the gut microbiota ecology and biochemical biomarkers1234. *Am J Clin Nutr*. 2012/06/01/ 2012;95(6):1323-1334. doi:10.3945/ajcn.111.027847

常见问题

1 Hadi A, Pourmasoumi M, Najafgholizadeh A, Clark CCT, Esmaillzadeh A. The effect of apple cider vinegar on lipid profiles and glycemic parameters: a systematic review and meta-analysis of randomized clinical trials. *BMC Complement Med Ther*. Jun 29 2021;21(1):179. doi:10.1186/ s12906-021-03351-w

2 Nagano M, Shimizu K, Kondo R, et al. Reduction of depression and anxiety by 4 weeks Hericium erinaceus intake. *Biomed Res*. Aug 2010;31(4):231-7. doi:10.2220/biomedres.31.231

3 Vigna L, Morelli F, Agnelli GM, et al. Hericium erinaceus Improves Mood and Sleep Disorders in Patients Affected by Overweight or Obesity: Could Circulating Pro-BDNF and BDNF Be Potential Biomarkers? *Evid Based Complement Alternat Med*. 2019;2019:7861297. doi:10.1155/2019/7861297

4 Docherty S, Doughty FL, Smith EF. The Acute and Chronic Effects of Lion's Mane Mushroom Supplementation on Cognitive Function, Stress and

Mood in Young Adults: A Double-Blind, Parallel Groups, Pilot Study. *Nutrients*. 2023;15(22). doi:10.3390/nu15224842

5　Li IC, Chang HH, Lin CH, et al. Prevention of Early Alzheimer's Disease by Erinacine A-Enriched Hericium erinaceus Mycelia Pilot Double-Blind Placebo-Controlled Study. *Front Aging Neurosci*. 2020;12:155. doi:10.3389/fnagi.2020.00155

6　Merenstein D, Guzzi J, Sanders ME. More Information Needed on Probiotic Supplement Product Labels. *Journal of General Internal Medicine*. 2019/12/01 2019;34(12):2735-2737. doi:10.1007/s11606-019-05077-5

7　Pinto-Sanchez MI, Hall GB, Ghajar K, et al. Probiotic Bifidobacterium longum NCC3001 Reduces Depression Scores and Alters Brain Activity: A Pilot Study in Patients With Irritable Bowel Syndrome. *Gastroenterology*. 2017/08/01 2017;153(2):448-459.e8. doi:10.1053/j.gastro.2017.05.003

8　Nikolova VL, Cleare AJ, Young AH, Stone JM. Updated Review and Meta-Analysis of Probiotics for the Treatment of Clinical Depression: Adjunctive vs. Stand-Alone Treatment. *J Clin Med*. Feb 8 2021;10(4). doi:10.3390/jcm10040647

9　Taylor AM, Holscher HD. A review of dietary and microbial connections to depression, anxiety, and stress. *Nutritional Neuroscience*. 2020/03/03 2020;23(3):237-250. doi:10.1080/1028415X.2018.1493808

10　Neuenschwander M, Stadelmaier J, Eble J, et al. Substitution of animal-based with plant-based foods on cardiometabolic health and all-cause mortality: a systematic review and meta-analysis of prospective studies. *BMC Medicine*. 2023/11/16 2023;21(1):404. doi:10.1186/s12916-023-03093-1

11　Pellinen T, Päivärinta E, Isotalo J, et al. Replacing dietary animal-source proteins with plant-source proteins changes dietary intake and status of vitamins and minerals in healthy adults: a 12-week randomized controlled trial. *Eur J Nutr*. Apr 2022;61(3):1391-1404. doi:10.1007/s00394-021-02729-3

12　Lee S, Choi Y, Jeong HS, Lee J, Sung J. Effect of different cooking methods on the content of vitamins and true retention in selected vegetables. *Food Sci Biotechnol*. Apr 2018;27(2):333-342. doi:10.1007/s10068-017-0281-1

13　Li Y, Li S, Zhang C, Zhang D. Association between dietary protein intake and the risk of depressive symptoms in adults. *Br J Nutr*. 2020;123(11): 1290-1301. doi:10.1017/S0007114520000562

养成天才肠道的建议

1　Hirshkowitz M, Whiton K, Albert SM, et al. National Sleep Foundation's updated sleep duration recommendations: final report. *Sleep Health*. Dec 2015;1(4):233-243. doi:10.1016/j.sleh.2015.10.004

2　Physical activity guidelines for adults aged 19 to 64. NHS. www.nhs.uk/live-well/exercise/physical-activity-guidelines-for-adults-aged-19-to-

64/#:~:text=do%20at%20least%20150%20minutes,not%20moving%20
with%20some%20activity

3   Wilmot EG, Edwardson CL, Achana FA, et al. Sedentary time in adults and the association with diabetes, cardiovascular disease and death: systematic review and meta-analysis. *Diabetologia.* Nov 2012;55(11):2895-905. doi:10.1007/s00125-012-2677-z

4   Diaz KM, Howard VJ, Hutto B, et al. Patterns of Sedentary Behavior and Mortality in U.S. Middle-Aged and Older Adults. *Annals of Internal Medicine.* 2017/10/03 2017;167(7):465-475. doi:10.7326/M17-0212

5   Buckley JP, Hedge A, Yates T, et al. The sedentary office: an expert statement on the growing case for change towards better health and productivity. *Br J Sports Med.* Nov 2015;49(21):1357-62. doi:10.1136/bjsports-2015-094618

6   Drink Less. NHS. www.nhs.uk/ better-health/drink-less#:~:text=Alcohol%20 guidelines,risk%20of%20harming%20your%20health

7   White MP, Alcock I, Grellier J, et al. Spending at least 120 minutes a week in nature is associated with good health and wellbeing. *Scientific Reports.* 2019/06/13 2019;9(1):7730. doi:10.1038/s41598-019-44097-3